ひと目でわかる

糖質量
事典

田中明・監修
（女子栄養大学大学院教授／附属栄養クリニック所長）

食のスタジオ・編

成美堂出版

ひと目でわかる
糖質量事典

もくじ

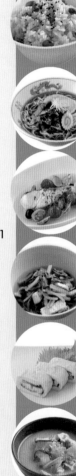

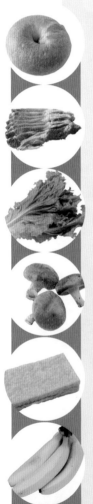

Part1 食材編

ひと目でわかる低糖質食材

Part2 家庭料理編

ひと目でわかる低糖質料理

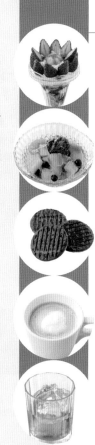

Part3 外食・弁当編

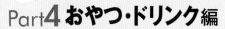
Part4 おやつ・ドリンク編

おいしいのに糖質控えめ！
糖質オフレシピ………163

Column

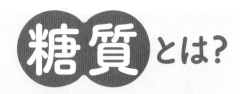

糖質とは？

体にとって欠かせないエネルギー源

　食品には、さまざまな栄養素が含まれています。なかでも**炭水化物、たんぱく質、脂質**の3つは三大栄養素とよばれ、身体にとって大事な働きをもっています。

　糖質は、**炭水化物**から**食物繊維**を引いたもので、おもに、エネルギー源として利用されます。

> ## 糖質 ＝ 炭水化物 － 食物繊維

炭水化物

糖質

多糖類…でんぷん、デキストリン、オリゴ糖など

糖アルコール…キシリトール、エリスリトール、ソルビトールなど

甘味料…アスパルテーム、スクラロースなど

糖類
　単糖類…ブドウ糖、果糖、ガラクトースなど
　二糖類…砂糖、ショ糖、乳糖など

食物繊維

水溶性食物繊維

不溶性食物繊維

食物繊維は消化されにくいためエネルギーが低く、種類により差はあるが1gあたり0～3kcalと考えられている。

糖質の中にも消化されにくく、エネルギーが低いものがある（糖アルコール、甘味料など）。

糖質の消化吸収のしくみ

　糖質1gは、**4kcal**のエネルギーに変わりますが、糖質そのものがエネルギー（カロリー）になるわけではありません。

　まず、消化吸収を経て、**ブドウ糖**に分解され、さらに化学反応を繰り返して、エネルギーを生み出します。このエネルギーは、身体や内臓、脳を動かし、体温を保つのに使われます。すぐにエネルギー源として使わない余分なブドウ糖は、多数が結合して、グリコーゲンという物質に変わり、肝臓中、筋肉中に蓄えられます。

糖質を摂りすぎると

肥満

糖質は、ブドウ糖に分解されて血液中にとりこまれ、**血糖**となります。食事によって、糖質を摂取すると、血糖値が上昇しますが、これを常に一定量に保つのに、すい臓で作られる**インスリン**というホルモンが働きます（❶）。

インスリンは、余分な血糖を、**グリコーゲン**に変えて筋肉に蓄えることで、血糖値をコントロールします。

しかし、この量には限界があるため（❷）、さらなる余分な血糖は、中性脂肪に変えて、脂肪細胞に送ります（❸）。これが続くと、**脂肪細胞中に中性脂肪**が大量に蓄積され、**肥満**の原因になります。

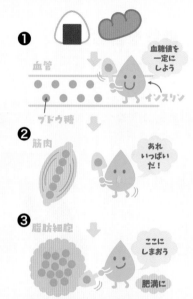

❶ 血管 ブドウ糖 血糖値を一定にしよう インスリン

❷ 筋肉 あれいっぱいだ！

❸ 脂肪細胞 ここにしまおう 肥満に

糖尿病

糖尿病とは、**血糖値が上昇し、一定量に保つことができなくなる病気**で、腎臓障害や、動脈硬化症などの、重大な**合併症**を引き起こします。

原因のひとつが、**糖質の摂りすぎ**といわれており、急上昇した血糖値を下げるためにインスリンを大量に分泌し続けて、すい臓に負担をかけ、結果、**インスリン**が十分に分泌できなくなったり、うまく機能しなくなります（Ⅱ型糖尿病）。

※これとは別のタイプが、すい臓がインスリンを合成・分泌できなくなるⅠ型糖尿病。原因は免疫異常と考えられます。

生活習慣病・老化

血糖値が高い状態が続くと、活性酸素が増えすぎて処理しきれなくなり、これが**動脈硬化、高血圧、脳卒中**などの**生活習慣病**を引き起こすといわれています。また、余分な血糖は、たんぱく質と結びついて、**ＡＧＥ（終末糖化産物）**という物質になり、**血管の老化**につながります。これを放っておくと、**心筋梗塞や脳梗塞**の原因に。さらに、ＡＧＥが骨や肌に蓄積されると、シワ、シミの原因になるといわれています。

糖質制限とは?

糖質を含む食品をセーブすること

　平均的な日本人の糖質摂取量は、1日に食べる**総エネルギーの約60%**です。糖質制限とは、これを**50%くらいまで減らし**、減らした分をたんぱく質や脂質で補うという食事法です。ただし、単純に糖質をカットするだけでなく、減らした分のエネルギーをほかの栄養素でカバーすることが大事です。

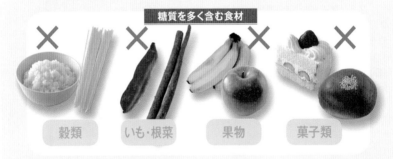

糖質を多く含む食材

| 穀類 | いも・根菜 | 果物 | 菓子類 |

糖質制限のメリットは?

　糖質を制限すると、血糖値が急上昇せず、**中性脂肪の生成、蓄積がおさえられます**。さらに、糖質を減らした分のエネルギー源として蓄積された脂肪が使われるので、**体脂肪を減らすこと**ができます。また、**糖尿病を改善**して合併症を予防し、生活習慣病も予防するといわれています。

　ただし、長期にわたる50%未満の糖質制限食の効果、影響については、いまだ十分な検討がなされていません。持病のある人もない人も自己流で始めずに、主治医に相談するとよいでしょう。

肥満改善

糖尿病改善

生活習慣病予防

糖質量 のめやすとは?

総エネルギーの50%をめやすに

　日本糖尿病学会の糖尿病治療ガイドでは、1日の摂取エネルギー比率は、初期設定として炭水化物を全体の40〜60%とし、たんぱく質は20%まで、残りを脂質で摂るように示しています。しかしバラエティーに富んだ食品を選ぶためには、**炭水化物比率50〜60%**がすすめられます。自分が1日に摂っている糖質量を調べて、50%以上であれば、まずは**50%まで減らす**ことから始めましょう。なお、1日で**最低限必要な糖質量は100g**ですので、それ以下にならないよう注意しましょう。

1日の糖質めやす量の算出法

　自分の身長から**目標体重**を割り出し、**活動量**をかけると**1日に必要な総エネルギー**がわかります。この**総エネルギーの50%**を糖質で摂ると考え、1日の適正糖質量を算出します。

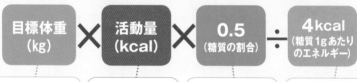

目標体重（kg） ✕ **活動量（kcal）** ✕ **0.5（糖質の割合）** ÷ **4kcal（糖質1gあたりのエネルギー）**

【目標体重　詳細】
身長(m)×身長(m)
×22＝目標体重
＊65歳以上の高齢者は22〜25から選ぶ

【活動量　詳細】
①軽労作（大部分が座位の静的活動）
　25〜30kcal
②普通の労作（座位中心だが通勤、家事、軽い運動を含む）
　30〜35kcal
③重い労作（力仕事、活発な運動習慣がある）
　35kcal〜

【糖質の割合　詳細】
1日の総エネルギーに対して
糖質▶50%
たんぱく質
　　▶15〜20%
脂質▶20〜30%

【4kcal　詳細】

三大栄養素	1gあたりのエネルギー
糖質	4kcal
たんぱく質	4kcal
脂質	9kcal

計算例　身長175cmで軽労作の人の場合

67.4kg ✕ **25kcal** ✕ **0.5** ÷ **4** ＝ **211g**

1日の糖質めやす量

糖質制限モデルケース

普段、1日に摂っている糖質量と、理想的な糖質量をモデルケースでご紹介します。

Before 普段の食事をメモしてみると、
意外と糖質を摂っていることがわかります。

 朝 食 **計71.1g**

トースト
（バター＋ジャム）
糖質 **31.5**g

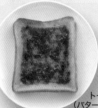
フルーツサラダ
糖質 **24.6**g

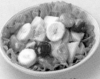
かぼちゃの
ポタージュ
糖質 **15.0**g

昼 食 **計96.3g**

間 食 **計78.4g**

まんじゅう
糖質 **45.7**g

あられ
糖質 **21.0**g

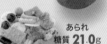
抹茶ラテ（加糖）
糖質 **11.7**g

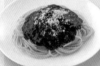
スパゲッティ
ミートソース
糖質 **76.1**g

ポテトサラダ
糖質 **9.9**g

アイスコーヒー
（＋ガムシロップ＆ミルク）
糖質 **10.3**g

 夕 食 **計97.1g**

ごはん1杯
（150g）
糖質 **53.4**g

肉じゃが
糖質 **25.6**g

さばのみそ煮
糖質 **13.1**g

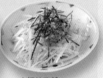
大根サラダ
糖質 **5.0**g

1日の糖質量＝342.9g 理想の糖質量の約2倍オーバー！

A子さん （身長158cm デスクワーク）の場合

54.9kg × **25**kcal × **0.5** ÷ **4** = **171.6**g

目標体重 × 活動量 × 糖質の割合 ÷ 糖質のカロリー = 1日の糖質めやす量

After 炭水化物中心だったメニューを肉、魚、野菜もバランスよく摂ることで、糖質ダウン。

朝食 計41.6g

ごはん (100g)
糖質 **35.6**g

豆腐とわかめのみそ汁
糖質 **3.1**g

目玉焼き
糖質 **0.2**g

オクラ納豆
糖質 **2.7**g

昼食 計47.5g

ごはん (100g)
糖質 **35.6**g

かき玉汁
糖質 **2.1**g

豚のしょうが焼き
糖質 **6.0**g

わかめときゅうりの酢のもの
糖質 **3.8**g

間食 計15.0g

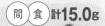
いちご (70g)
糖質 **5.0**g

カスタードプリン
糖質 **9.8**g

紅茶 (無糖)
糖質 **0.2**g

夕食 計40.3g

ごはん (100g)
糖質 **35.6**g

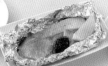
鮭のホイル焼き
糖質 **0.7**g

きのこのソテー
糖質 **2.3**g

小松菜のピーナッツあえ
糖質 **1.6**g

ウーロンハイ
糖質 **0.1**g

1日の糖質量＝144.4g お酒を飲んでもラクラククリア！

食べ方のコツ

1. よくかんでゆっくり

脳が**満腹感をおぼえるまで**に、およそ**20分**はかかるといわれているので、早食いをするとなかなか満腹感を得られず、食べすぎてしまいます。

まずは、ひと口ずつゆっくりかみ、**20分以上かけて食べる**ようにしましょう。これにより、適正な満腹感が得られるので、食べすぎや、血糖値の急上昇を防ぎます。

2. 規則正しく

食事を抜いたり、食事の間を長くあけると、空腹感が強くなり、**ドカ食いの原因**になります。また、食後の血糖値が急上昇しやすくなり、**肥満や動脈硬化の原因**になることもあります。さらに、不規則な食事を続けることで、インスリンが大量に分泌され、すい臓に負担がかかり、**糖尿病**を引き起こす可能性も。朝昼晩の三食を規則正しく食べる習慣を心がけましょう。

3. 野菜、きのこ、海藻から食べる

まずは、**野菜、きのこ、海藻料理**から食べ始めましょう。これらの食材に含まれる食物繊維が、糖質の吸収を抑制し、**血糖値の上昇をゆるやかにする**といわれています。

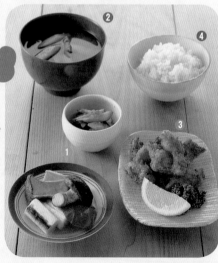

食べる順番でコントロール

〈献立〉
❶野菜・きのこ・海藻料理
❷汁もの
❸主菜
❹主食

主食から食べ始めると血糖値が急上昇するので、写真のような順番で食べましょう。食物繊維が含まれる野菜や海藻の副菜、満腹感が得られやすい汁もの、たんぱく質豊富な主菜の順に食べ、最後に主食。これで血糖値の上昇をコントロールできます。

糖質制限の注意点

栄養バランスに気をつけて

　糖質制限とは、単に糖質を減らす食事法ではありません。もともと糖質（炭水化物）中心の食生活だった場合、糖質だけを大幅に減らすと**エネルギーも不足**してしまいます。また、糖質を減らして、**たんぱく質や脂質を摂りすぎることも危険**です。

　糖質の摂りすぎを適正にし、五大栄養素を十分にバランスよく摂り、全体の食事（エネルギー）量を減らさないようにしましょう。

五大栄養素とその役割

炭水化物
糖質と食物繊維の総称。糖質は、体を動かすエネルギー源となり、体温を保つ。食物繊維は消化吸収されにくいが、腸内でさまざまな働きをする。

たんぱく質
筋肉、内臓、血液、ホルモンや酵素などを作る材料になる。

脂質
エネルギー源になり、細胞膜や胆汁・ホルモンの材料になる。

ミネラル
骨、血液などを作る材料になるとともに、身体の機能を正常に保つ。

ビタミン
炭水化物や脂質、たんぱく質の代謝などをはじめ、さまざまな身体の機能を正常に保つ。

✕ **こんなときは糖質制限をストップ！**

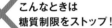 ボーっとする　めまいがする

脱力感がある　イライラする

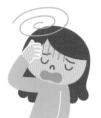

糖質制限をしてはいけない人

①腎臓・肝臓・すい臓に持病のある人、脂質異常症の人、糖尿病治療中の人は、自己流で糖質制限してはいけません。かならず主治医に相談してください。

②妊娠中、授乳中の方は過不足なく栄養素を摂る必要があるため、糖質制限はおすすめできません。

本書の使い方

❶食品名
食品名、料理名、商品名を示しています。

❸糖質
炭水化物から食物繊維を引いた糖質量（g）を示しています。また、炭水化物量を糖質量の参考数値としているものがあります。

❹重量・主材料
食材の場合は廃棄分（皮、骨、種、ヘタなど）を引いた正味の重量、料理の場合は主材料とその正味の重量を示しています。

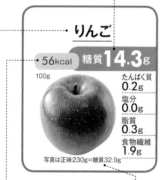

りんご

56kcal　糖質**14.3**g

100g

たんぱく質 0.2g
塩分 0.0g
脂質 0.3g
食物繊維 1.9g

写真は正味230g＝糖質32.9g

牛丼

532kcal　糖質**81.0**g

ごはん200g
牛丼の具180g

たんぱく質 12.4g
塩分 2.0g
脂質 17.5g
食物繊維 4.9g

❷カロリー
特に記載のない場合、基本的には食材は100g、料理は1人前の栄養データを示しています。

❻写真の重量とその糖質
廃棄分（皮、骨、種、ヘタなど）がある食材は、それらを除いた正味の重量を表し、糖質はその重量をもとに算出しています。

❺たんぱく質、塩分（食塩相当量）、脂質、食物繊維
特に記載のない場合、基本的には食材は100g、料理は1人前の栄養データを示しています。

- ●各栄養素の算出方法は、文部科学省科学技術・学術審議会・資源調査分科会報告の「日本食品標準成分表2020年版（八訂）」に準じています。また、たんぱく質、脂質の数値は同成分表の「たんぱく質」「脂質」の項目を反映しています。
- ●糖質、各栄養素は、本書独自のレシピを基にして、食材は正味（皮、骨、種、ヘタなどを除いた）量を算出しています。
- ●特に記載のない場合、食材の栄養データは基本的に100g、料理の写真は基本的に1人前を表しています。
- ●カロリー（エネルギー）は小数点第1位を四捨五入し、糖質、脂質、たんぱく質、塩分（食塩相当量）は、小数点第2位を四捨五入して小数点第1位で表示しています。ただし、市販食品の数値は、一部、小数点第1位を四捨五入したものや、小数点第2位までを示すものもあります。
- ●食品成分表に「Tr」（微量）とあるものや、「-」（未測定）とあるものは、0.0gと表示しています。
- ●栄養数値は、算出値が0.1gに達していないものは0.0gと表記しています。
- ●市販食品は、製造工場によって若干の幅があるものは、0.5-1.1など幅を持たせています。
- ●食品成分表に記載のない食品については、それに近いと考えられる市販食品のデータを基準に算出しています。
- ●写真に表示されているつけ合わせ、薬味、ドレッシングなどもカロリーに含まれます。
- ●市販食品の糖質、塩分に関しては、一部、企業資料を基に、編集部で算出しています。
- ●市販食品は食材や重量の変更によって、栄養情報が変わる場合があります。
- ●本書は特に明記しない限り、2021年3月現在の企業資料に基づいています。

part1

食材編

おおまかに分けると、穀類、根菜類は糖質が高め。
肉類、魚介類、きのこ、葉野菜、大豆製品などは糖質が低めです。
ただし、糖質の高い調味料で味つけしたものには注意を。

ひと目でわかる

低糖質食材

穀類

※1食分あたり

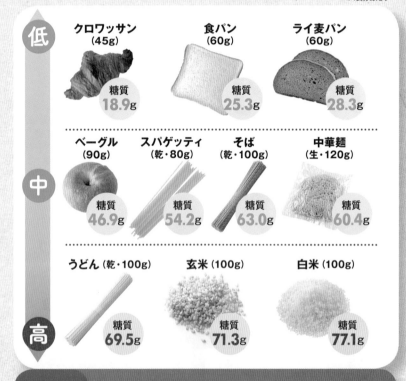

低

クロワッサン（45g）
糖質 **18.9g**

食パン（60g）
糖質 **25.3g**

ライ麦パン（60g）
糖質 **28.3g**

中

ベーグル（90g）
糖質 **46.9g**

スパゲッティ（乾・80g）
糖質 **54.2g**

そば（乾・100g）
糖質 **63.0g**

中華麺（生・120g）
糖質 **60.4g**

高

うどん（乾・100g）
糖質 **69.5g**

玄米（100g）
糖質 **71.3g**

白米（100g）
糖質 **77.1g**

選ぶ ポイント

うどんやスパゲッティは、糖質が高め。クロワッサンなど比較的低めなものも、ジャムなどを塗ると、糖質は上がるので注意。玄米やライ麦パンは、低糖質食材ではありませんが、血糖値の急激な上昇を抑える働きが期待できます。

穀類

米・パン・麺

米、麦などを原料とし、糖質を豊富に含むので、適量を守りましょう。

白米

342kcal 糖質 **77.1**g

100g

たんぱく質 6.1g
塩分 0.0g
脂質 0.9g
食物繊維 0.5g

白米ごはんはP.62参照

玄米

346kcal 糖質 **71.3**g

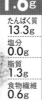

100g

たんぱく質 6.8g
塩分 0.0g
脂質 2.7g
食物繊維 3.0g

押麦

329kcal 糖質 **66.1**g

100g

たんぱく質 6.7g
塩分 0.0g
脂質 1.5g
食物繊維 12.2g

はと麦

353kcal 糖質 **71.6**g

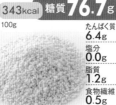

100g

たんぱく質 13.3g
塩分 0.0g
脂質 1.3g
食物繊維 0.6g

もち麦

333kcal 糖質 **65.9**g

100g

たんぱく質 7.0g
塩分 0.0g
脂質 2.0g
食物繊維 11.7g

五穀米

352kcal 糖質 **68.0**g

100g

たんぱく質 8.4g
塩分 0.0g
脂質 3.6g
食物繊維 6.4g

もち米

343kcal 糖質 **76.7**g

100g

たんぱく質 6.4g
塩分 0.0g
脂質 1.2g
食物繊維 0.5g

コーンフレーク（無糖）

380kcal 糖質 **81.2**g

100g

たんぱく質 7.8g
塩分 2.1g
脂質 1.7g
食物繊維 2.4g

写真は40g＝糖質32.5g

もち

223kcal 糖質 **50.3**g

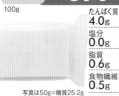

100g

たんぱく質 4.0g
塩分 0.0g
脂質 0.6g
食物繊維 0.5g

写真は50g＝糖質25.2g

薄力粉

349kcal 糖質 **73.3**g

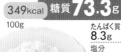
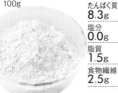

100g

たんぱく質 8.3g
塩分 0.0g
脂質 1.5g
食物繊維 2.5g

強力粉

337kcal 糖質 **69.0**g

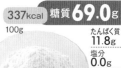

100g

たんぱく質 11.8g
塩分 0.0g
脂質 1.5g
食物繊維 2.7g

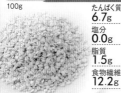
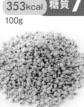
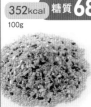

上新粉

343kcal 糖質**77.9**g

100g
たんぱく質 6.2g
塩分 0.0g
脂質 0.9g
食物繊維 0.6g

ホットケーキミックス

360kcal 糖質**72.6**g

100g
たんぱく質 7.8g
塩分 1.0g
脂質 4.0g
食物繊維 1.8g

片栗粉

338kcal 糖質**81.6**g

100g
たんぱく質 0.1g
塩分 0.0g
脂質 0.1g
食物繊維 0.0g

ベーキングパウダー

150kcal 糖質**29.0**g

100g
たんぱく質 0.0g
塩分 17.3g
脂質 1.2g
食物繊維 0.0g

白玉粉

347kcal 糖質**79.5**g

100g
たんぱく質 6.3g
塩分 0.0g
脂質 1.0g
食物繊維 0.5g

生パン粉

277kcal 糖質**44.6**g

100g
たんぱく質 11.0g
塩分 0.9g
脂質 5.1g
食物繊維 3.0g

ドライパン粉

369kcal 糖質**59.4**g

100g
たんぱく質 14.6g
塩分 1.2g
脂質 6.8g
食物繊維 4.0g

食パン（6枚切り）

248kcal 糖質**42.2**g

100g
たんぱく質 8.9g
塩分 1.2g
脂質 4.1g
食物繊維 4.2g

写真は60g＝糖質25.3g

ロールパン

309kcal 糖質**46.6**g

100g
たんぱく質 10.1g
塩分 1.2g
脂質 9.0g
食物繊維 2.0g

写真は60g＝糖質28.0g

フランスパン

289kcal 糖質**54.8**g

100g
たんぱく質 9.4g
塩分 1.6g
脂質 1.3g
食物繊維 2.7g

写真は60g＝糖質32.9g

コッペパン

259kcal 糖質**47.1**g

100g
たんぱく質 8.5g
塩分 1.3g
脂質 3.8g
食物繊維 2.0g

写真は140g＝糖質65.9g

クロワッサン

438kcal 糖質**42.1**g

100g
たんぱく質 7.9g
塩分 1.2g
脂質 26.8g
食物繊維 1.8g

写真は45g＝糖質18.9g

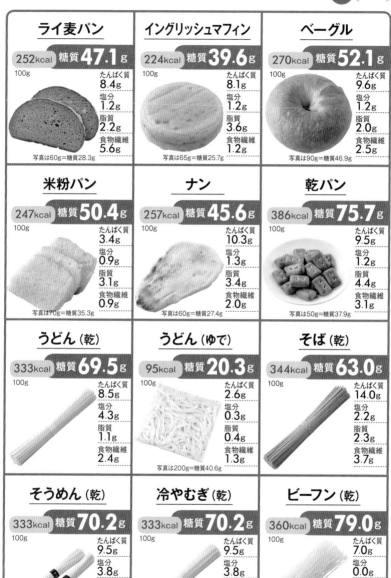

ライ麦パン

252kcal 糖質 **47.1**g

100g

たんぱく質 8.4g
塩分 1.2g
脂質 2.2g
食物繊維 5.6g

写真は60g=糖質28.3g

イングリッシュマフィン

224kcal 糖質 **39.6**g

100g

たんぱく質 8.1g
塩分 1.2g
脂質 3.6g
食物繊維 1.2g

写真は65g=糖質25.7g

ベーグル

270kcal 糖質 **52.1**g

100g

たんぱく質 9.6g
塩分 1.2g
脂質 2.0g
食物繊維 2.5g

写真は90g=糖質46.9g

米粉パン

247kcal 糖質 **50.4**g

100g

たんぱく質 3.4g
塩分 0.9g
脂質 3.1g
食物繊維 0.9g

写真は70g=糖質35.3g

ナン

257kcal 糖質 **45.6**g

100g

たんぱく質 10.3g
塩分 1.3g
脂質 3.4g
食物繊維 2.0g

写真は60g=糖質27.4g

乾パン

386kcal 糖質 **75.7**g

100g

たんぱく質 9.5g
塩分 1.2g
脂質 4.4g
食物繊維 3.1g

写真は50g=糖質37.9g

うどん (乾)

333kcal 糖質 **69.5**g

100g

たんぱく質 8.5g
塩分 4.3g
脂質 1.1g
食物繊維 2.4g

うどん (ゆで)

95kcal 糖質 **20.3**g

100g

たんぱく質 2.6g
塩分 0.3g
脂質 0.4g
食物繊維 1.3g

写真は200g=糖質40.6g

そば (乾)

344kcal 糖質 **63.0**g

100g

たんぱく質 14.0g
塩分 2.2g
脂質 2.3g
食物繊維 3.7g

そうめん (乾)

333kcal 糖質 **70.2**g

100g

たんぱく質 9.5g
塩分 3.8g
脂質 1.1g
食物繊維 2.5g

冷やむぎ (乾)

333kcal 糖質 **70.2**g

100g

たんぱく質 9.5g
塩分 3.8g
脂質 1.1g
食物繊維 2.5g

ビーフン (乾)

360kcal 糖質 **79.0**g

100g

たんぱく質 7.0g
塩分 0.0g
脂質 1.6g
食物繊維 0.9g

写真は60g=糖質47.4g

中華麺（生）

249kcal 糖質 **50.3**g

100g

たんぱく質
8.6g

塩分
1.0g

脂質
1.2g

食物繊維
5.4g

写真は120g＝糖質60.4g

中華麺（蒸し）

162kcal 糖質 **32.5**g

100g

たんぱく質
4.9g

塩分
0.3g

脂質
1.7g

食物繊維
3.1g

写真は150g＝糖質48.8g

スパゲッティ（乾）

347kcal 糖質 **67.7**g

100g

たんぱく質
12.9g

塩分
0.0g

脂質
1.8g

食物繊維
5.4g

写真は80g＝糖質54.2g

マカロニ（乾）

347kcal 糖質 **67.7**g

100g

たんぱく質
12.9g

塩分
0.0g

脂質
1.8g

食物繊維
5.4g

写真は5g＝糖質3.4g

緑豆春雨（乾）

344kcal 糖質 **83.4**g

100g

たんぱく質
0.2g

塩分
0.0g

脂質
0.4g

食物繊維
4.1g

写真は30g＝糖質25.0g

焼き麩（乾）

357kcal 糖質 **53.2**g

100g

たんぱく質
28.5g

塩分
0.0g

脂質
2.7g

食物繊維
3.7g

写真は5g＝糖質2.7g

ぎょうざの皮（生）

275kcal 糖質 **54.8**g

100g

たんぱく質
9.3g

塩分
0.0g

脂質
1.4g

食物繊維
2.2g

写真は5g＝糖質2.7g

春巻きの皮（生）

288kcal 糖質 **57.7**g

100g

たんぱく質
8.3g

塩分
1.1g

脂質
1.6g

食物繊維
4.5g

写真は12g＝糖質6.9g

ピザクラスト（生）

265kcal 糖質 **48.8**g

100g

たんぱく質
9.1g

塩分
1.3g

脂質
3.0g

食物繊維
2.3g

写真は70g＝糖質34.2g

COLUMN

GI値とは？

　「GI値」とは、Glycemic Index（血糖指数）の略称。GI値が高い食品は、食後の血糖値が急上昇してしまいます。穀類では、玄米やライ麦パンなどはGI値が低く、白米や食パンなどはGI値が高くなるので、なるべく精製度の低いものを選びましょう。

高GI　低GI

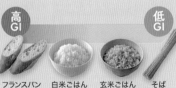

フランスパン　白米ごはん　玄米ごはん　そば

ひと目でわかる
低糖質食材

肉・肉加工品

※100g中

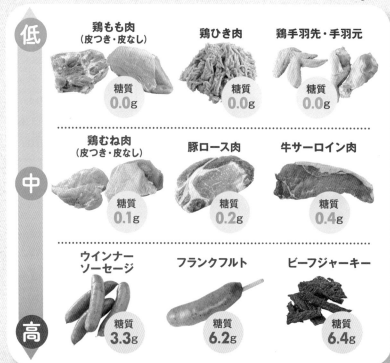

低

鶏もも肉
（皮つき・皮なし）
糖質
0.0g

鶏ひき肉
糖質
0.0g

鶏手羽先・手羽元
糖質
0.0g

中

鶏むね肉
（皮つき・皮なし）
糖質
0.1g

豚ロース肉
糖質
0.2g

牛サーロイン肉
糖質
0.4g

高

**ウインナー
ソーセージ**
糖質
3.3g

フランクフルト
糖質
6.2g

ビーフジャーキー
糖質
6.4g

**選ぶ
ポイント**

肉類は総じて低糖質ですが、脂質の摂りすぎには注意。赤身肉や、皮なしの鶏肉なら脂質が少なく、よりヘルシーです。フランクフルト、ビーフジャーキーなどの加工品は、糖質が高いものが多いので気をつけましょう。

肉・肉加工品

牛肉

全般的にたんぱく質が
豊富で糖質は低めです。
脂質やカロリーの摂り
すぎには注意して。

牛肩ロースかたまり肉

295kcal 糖質 **0.2**g
100g

たんぱく質 16.2g
塩分 0.1g
脂質 26.4g
食物繊維 0.0g

写真は500g=糖質1.0g

牛バラかたまり肉

381kcal 糖質 **0.3**g
100g

たんぱく質 12.8g
塩分 0.1g
脂質 39.4g
食物繊維 0.0g

写真は500g=糖質1.5g

牛ヒレ肉

177kcal 糖質 **0.5**g
100g

たんぱく質 20.8g
塩分 0.1g
脂質 11.2g
食物繊維 0.0g

写真は400g=糖質2.0g

牛サーロイン肉

313kcal 糖質 **0.4**g
100g

たんぱく質 16.5g
塩分 0.1g
脂質 27.9g
食物繊維 0.0g

写真は170g=糖質0.7g

牛もも薄切り肉

196kcal 糖質 **0.4**g
100g

たんぱく質 19.5g
塩分 0.1g
脂質 13.3g
食物繊維 0.0g

写真は400g=糖質1.6g

牛肩ロース薄切り肉

295kcal 糖質 **0.2**g
100g

たんぱく質 16.2g
塩分 0.1g
脂質 26.4g
食物繊維 0.0g

写真は400g=糖質0.8g

牛カルビ肉

381kcal 糖質 **0.3**g
100g

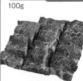

たんぱく質 12.8g
塩分 0.1g
脂質 39.4g
食物繊維 0.0g

写真は400g=糖質1.2g

牛こま切れ肉

196kcal 糖質 **0.4**g
100g

たんぱく質 19.5g
塩分 0.1g
脂質 13.3g
食物繊維 0.0g

牛ひき肉

251kcal 糖質 **0.3**g
100g

たんぱく質 17.1g
塩分 0.2g
脂質 21.1g
食物繊維 0.0g

牛豚合いびき肉

239kcal 糖質 **0.2**g
牛ひき肉70g
豚ひき肉30g

たんぱく質 17.3g
塩分 0.1g
脂質 20.0g
食物繊維 0.0g

牛レバー

119kcal 糖質 **3.7**g
100g

たんぱく質 19.6g
塩分 0.1g
脂質 3.7g
食物繊維 0.0g

肉・肉加工品

豚肉

糖質が低めで腹もちが
よく、満足感が出るの
で、糖質制限中にもお
すすめの食材です。

豚肩ロースかたまり肉

237kcal **糖質 0.1**g

100g

たんぱく質
17.1g

塩分
0.1g

脂質
19.2g

食物繊維
0.0g

写真は400g＝糖質0.4g

豚バラかたまり肉

366kcal **糖質 0.1**g

100g

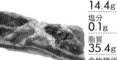

たんぱく質
14.4g

塩分
0.1g

脂質
35.4g

食物繊維
0.0g

写真は400g＝糖質0.4g

豚スペアリブ肉

366kcal **糖質 0.1**g

100g

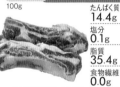

たんぱく質
14.4g

塩分
0.1g

脂質
35.4g

食物繊維
0.0g

写真は正味260g＝糖質0.3g

豚ヒレ肉

118kcal **糖質 0.3**g

100g

たんぱく質
22.2g

塩分
0.1g

脂質
3.7g

食物繊維
0.0g

写真は400g＝糖質1.2g

豚ロース厚切り肉

248kcal **糖質 0.2**g

100g

たんぱく質
19.3g

塩分
0.1g

脂質
19.2g

食物繊維
0.0g

豚ロース薄切り肉

248kcal **糖質 0.2**g

100g

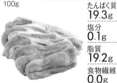

たんぱく質
19.3g

塩分
0.1g

脂質
19.2g

食物繊維
0.0g

写真は200g＝糖質0.4g

豚もも薄切り肉

171kcal **糖質 0.2**g

100g

たんぱく質
20.5g

塩分
0.1g

脂質
10.2g

食物繊維
0.0g

写真は200g＝糖質0.4g

豚バラ薄切り肉

366kcal **糖質 0.1**g

100g

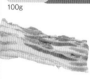

たんぱく質
14.4g

塩分
0.1g

脂質
35.4g

食物繊維
0.0g

豚こま切れ肉

171kcal **糖質 0.2**g

100g

たんぱく質
20.5g

塩分
0.1g

脂質
10.2g

食物繊維
0.0g

豚ひき肉

209kcal **糖質 0.1**g

100g

たんぱく質
17.7g

塩分
0.1g

脂質
17.2g

食物繊維
0.0g

豚レバー

114kcal **糖質 2.5**g

100g

たんぱく質
20.4g

塩分
0.1g

脂質
3.4g

食物繊維
0.0g

肉・肉加工品
鶏肉

全般的に糖質やカロリーが低い優良食材。鶏皮をのぞくと脂質が減り、よりヘルシーに。

鶏もも肉（皮つき）
190kcal 糖質 **0.0**g
100g
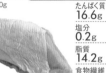
たんぱく質 16.6g
塩分 0.2g
脂質 14.2g
食物繊維 0.0g
写真は250g＝糖質0.0g

鶏もも肉（皮なし）
113kcal 糖質 **0.0**g
100g

たんぱく質 19.0g
塩分 0.2g
脂質 5.0g
食物繊維 0.0g
写真は230g＝糖質0.0g

鶏むね肉（皮つき）
133kcal 糖質 **0.1**g
100g

たんぱく質 21.3g
塩分 0.1g
脂質 5.9g
食物繊維 0.0g
写真は200g＝糖質0.2g

鶏むね肉（皮なし）
105kcal 糖質 **0.1**g
100g

たんぱく質 23.3g
塩分 0.1g
脂質 1.9g
食物繊維 0.0g
写真は160g＝糖質0.2g

鶏手羽先
207kcal 糖質 **0.0**g
100g

たんぱく質 17.4g
塩分 0.2g
脂質 16.2g
食物繊維 0.0g
写真は正味40g＝糖質0.0g

鶏手羽元
175kcal 糖質 **0.0**g
100g
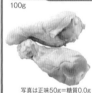
たんぱく質 18.2g
塩分 0.2g
脂質 12.8g
食物繊維 0.0g
写真は正味50g＝糖質0.0g

鶏ささみ
98kcal 糖質 **0.1**g
100g

たんぱく質 23.9g
塩分 0.1g
脂質 0.8g
食物繊維 0.0g

鶏ひき肉
171kcal 糖質 **0.0**g
100g

たんぱく質 17.5g
塩分 0.1g
脂質 12.0g
食物繊維 0.0g

鶏皮
466kcal 糖質 **0.0**g
100g

たんぱく質 9.4g
塩分 0.1g
脂質 48.1g
食物繊維 0.0g
写真は40g＝糖質0.0g

鶏レバー
100kcal 糖質 **0.6**g
100g

たんぱく質 18.9g
塩分 0.2g
脂質 3.1g
食物繊維 0.0g

鶏砂肝
86kcal 糖質 **0.0**g
100g

たんぱく質 18.3g
塩分 0.1g
脂質 1.8g
食物繊維 0.0g
写真は正味40g＝糖質0.0g

肉・肉加工品

その他肉類

ラムやマトンは糖質が低くおすすめ。加工品は糖質・塩分ともに高めなので控えめに。

ラムチョップ

206kcal　糖質 **0.1**g

100g

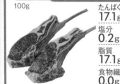

たんぱく質 17.1g
塩分 0.2g
脂質 17.1g
食物繊維 0.0g

写真は正味130g＝糖質0.1g

マトン（ロース）

192kcal　糖質 **0.2**g

100g

たんぱく質 19.3g
塩分 0.2g
脂質 15.0g
食物繊維 0.0g

鴨

118kcal　糖質 **0.1**g

100g

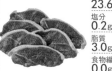

たんぱく質 23.6g
塩分 0.2g
脂質 3.0g
食物繊維 0.0g

ベーコン

400kcal　糖質 **0.3**g

100g

たんぱく質 12.9g
塩分 2.0g
脂質 39.1g
食物繊維 0.0g

写真は50g＝糖質0.2g

ウインナーソーセージ

319kcal　糖質 **3.3**g

100g

たんぱく質 11.5g
塩分 1.9g
脂質 30.6g
食物繊維 0.0g

写真は85g＝糖質2.8g

フランクフルト

295kcal　糖質 **6.2**g

100g

たんぱく質 12.7g
塩分 1.9g
脂質 24.7g
食物繊維 0.0g

写真は65g＝糖質4.0g

ロースハム

211kcal　糖質 **2.0**g

100g

たんぱく質 18.6g
塩分 2.3g
脂質 14.5g
食物繊維 0.0g

写真は20g＝糖質0.4g

ボンレスハム

115kcal　糖質 **1.8**g

100g

たんぱく質 18.7g
塩分 2.8g
脂質 4.0g
食物繊維 0.0g

生ハム

243kcal　糖質 **0.5**g

100g

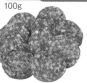

たんぱく質 24.0g
塩分 2.8g
脂質 16.6g
食物繊維 0.0g

写真は50g＝糖質0.3g

サラミ

467kcal　糖質 **2.6**g

100g

たんぱく質 26.7g
塩分 4.4g
脂質 42.0g
食物繊維 0.0g

写真は50g＝糖質1.3g

ビーフジャーキー

304kcal　糖質 **6.4**g

100g

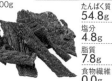

たんぱく質 54.8g
塩分 4.8g
脂質 7.8g
食物繊維 0.0g

写真は40g＝糖質2.6g

ひと目でわかる
低糖質食材
魚介・魚介加工品

※100g中

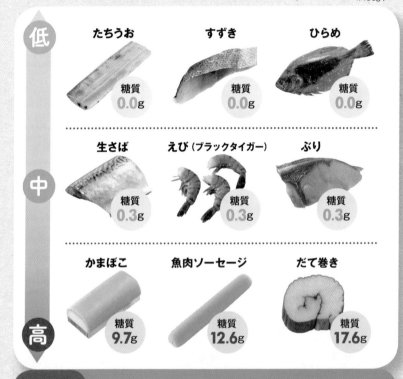

低

たちうお
糖質 **0.0**g

すずき
糖質 **0.0**g

ひらめ
糖質 **0.0**g

中

生さば
糖質 **0.3**g

えび（ブラックタイガー）
糖質 **0.3**g

ぶり
糖質 **0.3**g

高

かまぼこ
糖質 **9.7**g

魚肉ソーセージ
糖質 **12.6**g

だて巻き
糖質 **17.6**g

**選ぶ
ポイント**

魚介類は全般的に糖質が低く、良質なたんぱく質やミネラルを含むので、いろいろな種類をバランスよく食べましょう。つみれやかまぼこなど、でんぷん質のつなぎを使っていたり、調味してあるものは、糖質が高いので控えめに。

魚介・魚介加工品

魚

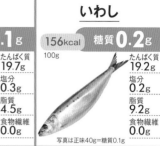

全般的に糖質が低めですが、干物やしめさばなど、加工したものは糖質量が上がります。

あじ
112kcal 糖質**0.1**g
100g
たんぱく質 19.7g
塩分 0.3g
脂質 4.5g
食物繊維 0.0g
写真は正味54g＝糖質0.1g

いわし
156kcal 糖質**0.2**g
100g
たんぱく質 19.2g
塩分 0.2g
脂質 9.2g
食物繊維 0.0g
写真は正味40g＝糖質0.1g

さんま
287kcal 糖質**0.1**g
100g
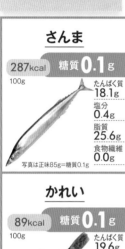
たんぱく質 18.1g
塩分 0.4g
脂質 25.6g
食物繊維 0.0g
写真は正味85g＝糖質0.1g

あゆ
138kcal 糖質**0.6**g
100g
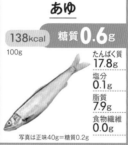
たんぱく質 17.8g
塩分 0.1g
脂質 7.9g
食物繊維 0.0g
写真は正味40g＝糖質0.2g

ひらめ
115kcal 糖質**0.0**g
100g
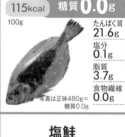
たんぱく質 21.6g
塩分 0.1g
脂質 3.7g
食物繊維 0.0g
写真は正味480g＝糖質0.0g

かれい
89kcal 糖質**0.1**g
100g
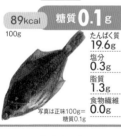
たんぱく質 19.6g
塩分 0.3g
脂質 1.3g
食物繊維 0.0g
写真は正味100g＝糖質0.1g

生鮭
124kcal 糖質**0.1**g
100g
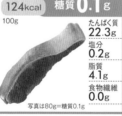
たんぱく質 22.3g
塩分 0.2g
脂質 4.1g
食物繊維 0.0g
写真は80g＝糖質0.1g

塩鮭
183kcal 糖質**0.1**g
100g
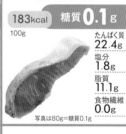
たんぱく質 22.4g
塩分 1.8g
脂質 11.1g
食物繊維 0.0g
写真は80g＝糖質0.1g

めかじき
139kcal 糖質**0.1**g
100g
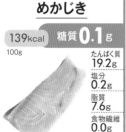
たんぱく質 19.2g
塩分 0.2g
脂質 7.6g
食物繊維 0.0g

生さば
211kcal 糖質**0.3**g
100g
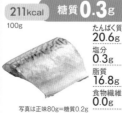
たんぱく質 20.6g
塩分 0.3g
脂質 16.8g
食物繊維 0.0g
写真は正味80g＝糖質0.2g

生たら
72kcal 糖質**0.1**g
100g
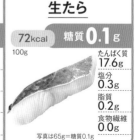
たんぱく質 17.6g
塩分 0.3g
脂質 0.2g
食物繊維 0.0g
写真は65g＝糖質0.1g

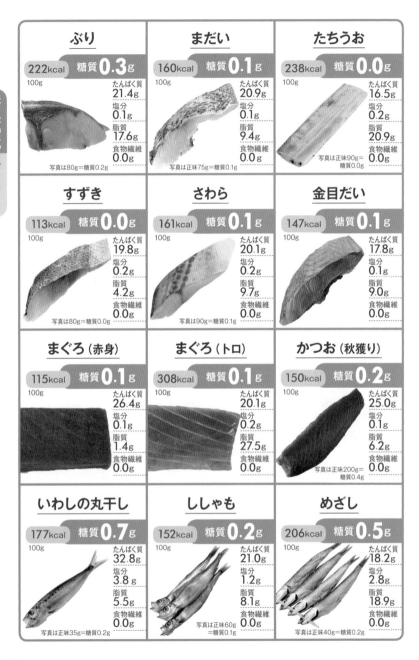

ぶり

222kcal 　糖質 **0.3**g

100g

たんぱく質
21.4g

塩分
0.1g

脂質
17.6g

食物繊維
0.0g

写真は80g＝糖質0.2g

まだい

160kcal 　糖質 **0.1**g

100g

たんぱく質
20.9g

塩分
0.1g

脂質
9.4g

食物繊維
0.0g

写真は正味75g＝糖質0.1g

たちうお

238kcal 　糖質 **0.0**g

100g

たんぱく質
16.5g

塩分
0.2g

脂質
20.9g

食物繊維
0.0g

写真は正味90g＝
糖質0.0g

すずき

113kcal 　糖質 **0.0**g

100g

たんぱく質
19.8g

塩分
0.2g

脂質
4.2g

食物繊維
0.0g

写真は80g＝糖質0.0g

さわら

161kcal 　糖質 **0.1**g

100g

たんぱく質
20.1g

塩分
0.2g

脂質
9.7g

食物繊維
0.0g

写真は90g＝糖質0.1g

金目だい

147kcal 　糖質 **0.1**g

100g

たんぱく質
17.8g

塩分
0.1g

脂質
9.0g

食物繊維
0.0g

まぐろ（赤身）

115kcal 　糖質 **0.1**g

100g

たんぱく質
26.4g

塩分
0.1g

脂質
1.4g

食物繊維
0.0g

まぐろ（トロ）

308kcal 　糖質 **0.1**g

100g

たんぱく質
20.1g

塩分
0.2g

脂質
27.5g

食物繊維
0.0g

かつお（秋獲り）

150kcal 　糖質 **0.2**g

100g

たんぱく質
25.0g

塩分
0.1g

脂質
6.2g

食物繊維
0.0g

写真は正味200g＝
糖質0.4g

いわしの丸干し

177kcal 　糖質 **0.7**g

100g

たんぱく質
32.8g

塩分
3.8g

脂質
5.5g

食物繊維
0.0g

写真は正味35g＝糖質0.2g

ししゃも

152kcal 　糖質 **0.2**g

100g

たんぱく質
21.0g

塩分
1.2g

脂質
8.1g

食物繊維
0.0g

写真は正味60g
＝糖質0.1g

めざし

206kcal 　糖質 **0.5**g

100g

たんぱく質
18.2g

塩分
2.8g

脂質
18.9g

食物繊維
0.0g

写真は正味40g＝糖質0.2g

COLUMN

魚に含まれる栄養素

魚介類は糖質量が少ないだけでなく、たんぱく質やミネラルが凝縮されています。特にさんまやあじなどの青魚に含まれるDHA、EPAなどは生活習慣病や、認知症の予防成分といわれており、積極的に摂りたいもの。ただし、照り焼きや西京漬けは、比較的糖質が高いので、シンプルな塩焼きや刺身などがおすすめです。

糖質 **高**　　　※1食分　　　糖質 **低**

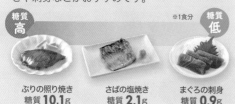

ぶりの照り焼き
糖質 **10.1**g

さばの塩焼き
糖質 **2.1**g

まぐろの刺身
糖質 **0.9**g

魚介・魚介加工品

魚

あじの開き干し

150kcal 糖質 **0.1**g
100g

たんぱく質	20.2g
塩分	1.7g
脂質	8.8g
食物繊維	0.0g

さんまの開き干し

232kcal 糖質 **0.1**g
100g

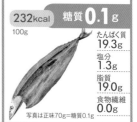

たんぱく質	19.3g
塩分	1.3g
脂質	19.0g
食物繊維	0.0g

写真は正味70g＝糖質0.1g

さばの文化干し

303kcal 糖質 **0.2**g
100g

たんぱく質	18.7g
塩分	1.7g
脂質	28.5g
食物繊維	0.0g

写真は正味80g＝糖質0.2g

くさやの干物

219kcal 糖質 **0.3**g
100g

たんぱく質	49.9g
塩分	4.1g
脂質	3.0g
食物繊維	0.0g

写真は正味70g＝糖質0.2g

ほっけの開き干し

161kcal 糖質 **0.1**g
100g

たんぱく質	20.6g
塩分	1.8g
脂質	9.4g
食物繊維	0.0g

写真は正味130g＝糖質0.1g

しめさば

292kcal 糖質 **1.7**g
100g

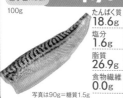

たんぱく質	18.6g
塩分	1.6g
脂質	26.9g
食物繊維	0.0g

写真は90g＝糖質1.5g

うなぎ（蒲焼き）

285kcal 糖質 **3.1**g
100g

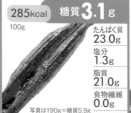

たんぱく質	23.0g
塩分	1.3g
脂質	21.0g
食物繊維	0.0g

写真は190g＝糖質5.9g

うなぎ（白焼き）

287kcal 糖質 **0.1**g
100g

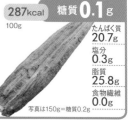

たんぱく質	20.7g
塩分	0.3g
脂質	25.8g
食物繊維	0.0g

写真は150g＝糖質0.2g

魚介・魚介加工品
その他魚介類

えびやいかなどは糖質が低めですが、貝類は若干高め。かまぼこなど加工品も高糖質です。

えび（ブラックタイガー）

77kcal 糖質 **0.3**g

100g

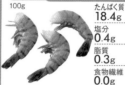

たんぱく質 18.4g
塩分 0.4g
脂質 0.3g
食物繊維 0.0g

写真は正味40g＝糖質0.1g

えび（むきえび）

82kcal 糖質 **0.7**g

100g

たんぱく質 19.6g
塩分 0.3g
脂質 0.6g
食物繊維 0.0g

写真は正味30g＝糖質0.2g

さくらえび

278kcal 糖質 **0.1**g

100g

たんぱく質 64.9g
塩分 3.0g
脂質 4.0g
食物繊維 0.0g

写真は10g＝糖質0.0g

かに（毛がに）

67kcal 糖質 **0.2**g

100g

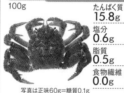

たんぱく質 15.8g
塩分 3.0g
脂質 0.5g
食物繊維 0.0g

写真は正味60g＝糖質0.1g

するめいか

76kcal 糖質 **0.1**g

100g

たんぱく質 17.9g
塩分 0.5g
脂質 0.8g
食物繊維 0.0g

写真は正味133g＝糖質0.1g

ほたるいか（ゆで）

91kcal 糖質 **0.4**g

100g

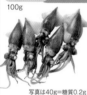

たんぱく質 17.7g
塩分 0.6g
脂質 2.9g
食物繊維 0.0g

写真は40g＝糖質0.2g

いかの塩辛

114kcal 糖質 **6.5**g

100g

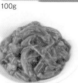

たんぱく質 15.2g
塩分 6.9g
脂質 3.4g
食物繊維 0.0g

写真は30g＝糖質2.0g

ゆでたこ

91kcal 糖質 **0.1**g

100g

たんぱく質 21.7g
塩分 0.6g
脂質 0.7g
食物繊維 0.0g

うに

109kcal 糖質 **3.3**g

100g

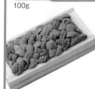

たんぱく質 16.0g
塩分 0.6g
脂質 4.8g
食物繊維 0.0g

あさり

27kcal 糖質 **0.4**g

100g

たんぱく質 6.0g
塩分 2.2g
脂質 0.3g
食物繊維 0.0g

写真は正味6g＝糖質0.0g

しじみ

54kcal 糖質 **4.5**g

100g

たんぱく質 7.5g
塩分 0.4g
脂質 1.4g
食物繊維 0.0g

写真は正味8g＝糖質0.4g

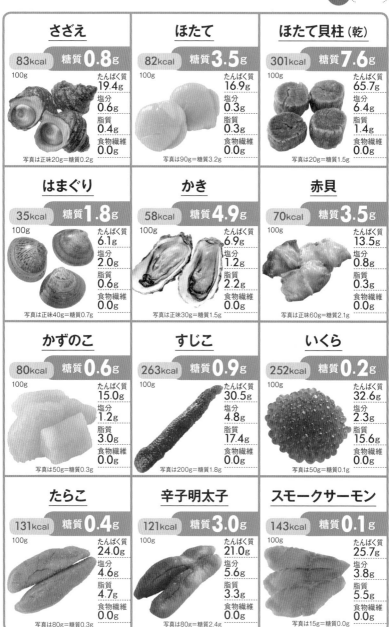

さざえ

83kcal 糖質 **0.8**g

100g
たんぱく質 19.4g
塩分 0.6g
脂質 0.4g
食物繊維 0.0g

写真は正味20g=糖質0.2g

ほたて

82kcal 糖質 **3.5**g

100g
たんぱく質 16.9g
塩分 0.3g
脂質 0.3g
食物繊維 0.0g

写真は90g=糖質3.2g

ほたて貝柱 (乾)

301kcal 糖質 **7.6**g

100g
たんぱく質 65.7g
塩分 6.4g
脂質 1.4g
食物繊維 0.0g

写真は20g=糖質1.5g

はまぐり

35kcal 糖質 **1.8**g

100g
たんぱく質 6.1g
塩分 2.0g
脂質 0.6g
食物繊維 0.0g

写真は正味40g=糖質0.7g

かき

58kcal 糖質 **4.9**g

100g
たんぱく質 6.9g
塩分 1.2g
脂質 2.2g
食物繊維 0.0g

写真は正味30g=糖質1.5g

赤貝

70kcal 糖質 **3.5**g

100g
たんぱく質 13.5g
塩分 0.8g
脂質 0.3g
食物繊維 0.0g

写真は正味60g=糖質2.1g

かずのこ

80kcal 糖質 **0.6**g

100g
たんぱく質 15.0g
塩分 1.2g
脂質 3.0g
食物繊維 0.0g

写真は50g=糖質0.3g

すじこ

263kcal 糖質 **0.9**g

100g
たんぱく質 30.5g
塩分 4.8g
脂質 17.4g
食物繊維 0.0g

写真は200g=糖質1.8g

いくら

252kcal 糖質 **0.2**g

100g
たんぱく質 32.6g
塩分 2.3g
脂質 15.6g
食物繊維 0.0g

写真は50g=糖質0.1g

たらこ

131kcal 糖質 **0.4**g

100g
たんぱく質 24.0g
塩分 4.6g
脂質 4.7g
食物繊維 0.0g

写真は80g=糖質0.3g

辛子明太子

121kcal 糖質 **3.0**g

100g
たんぱく質 21.0g
塩分 5.6g
脂質 3.3g
食物繊維 0.0g

写真は80g=糖質2.4g

スモークサーモン

143kcal 糖質 **0.1**g

100g
たんぱく質 25.7g
塩分 3.8g
脂質 5.5g
食物繊維 0.0g

写真は15g=糖質0.0g

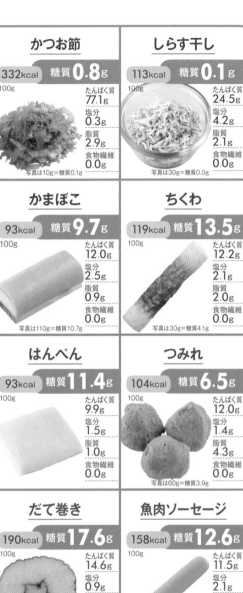

アンチョビー

157kcal 糖質 **0.1**g

100g

たんぱく質 24.2g
塩分 13.1g
脂質 6.8g
食物繊維 0.0g

写真は50g=糖質0.1g

かつお節

332kcal 糖質 **0.8**g

100g

たんぱく質 77.1g
塩分 0.3g
脂質 2.9g
食物繊維 0.0g

写真は10g=糖質0.1g

しらす干し

113kcal 糖質 **0.1**g

100g

たんぱく質 24.5g
塩分 4.2g
脂質 2.1g
食物繊維 0.0g

写真は30g=糖質0.0g

ちりめんじゃこ

187kcal 糖質 **0.5**g

100g

たんぱく質 40.5g
塩分 6.6g
脂質 3.5g
食物繊維 0.0g

写真は30g=糖質0.2g

かまぼこ

93kcal 糖質 **9.7**g

100g

たんぱく質 12.0g
塩分 2.5g
脂質 0.9g
食物繊維 0.0g

写真は110g=糖質10.7g

ちくわ

119kcal 糖質 **13.5**g

100g

たんぱく質 12.2g
塩分 2.1g
脂質 2.0g
食物繊維 0.0g

写真は30g=糖質4.1g

さつま揚げ

135kcal 糖質 **13.9**g

100g

たんぱく質 12.5g
塩分 1.9g
脂質 3.7g
食物繊維 0.0g

写真は35g=糖質4.9g

はんぺん

93kcal 糖質 **11.4**g

100g

たんぱく質 9.9g
塩分 1.5g
脂質 1.0g
食物繊維 0.0g

つみれ

104kcal 糖質 **6.5**g

100g

たんぱく質 12.0g
塩分 1.4g
脂質 4.3g
食物繊維 0.0g

写真は60g=糖質3.9g

かに風味かまぼこ

89kcal 糖質 **9.2**g

100g

たんぱく質 12.1g
塩分 2.2g
脂質 0.5g
食物繊維 0.0g

写真は30g=糖質2.8g

だて巻き

190kcal 糖質 **17.6**g

100g

たんぱく質 14.6g
塩分 0.9g
脂質 7.5g
食物繊維 0.0g

写真は30g=糖質5.3g

魚肉ソーセージ

158kcal 糖質 **12.6**g

100g

たんぱく質 11.5g
塩分 2.1g
脂質 7.2g
食物繊維 0.0g

写真は85g=糖質10.7g

野菜・きのこ・海藻

※100g中

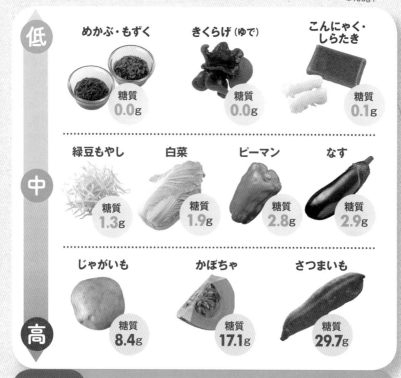

低

めかぶ・もずく
糖質
0.0g

きくらげ（ゆで）
糖質
0.0g

こんにゃく・しらたき
糖質
0.1g

中

緑豆もやし
糖質
1.3g

白菜
糖質
1.9g

ピーマン
糖質
2.8g

なす
糖質
2.9g

高

じゃがいも
糖質
8.4g

かぼちゃ
糖質
17.1g

さつまいも
糖質
29.7g

選ぶポイント

海藻、きのこ、葉野菜は、糖質やカロリーが低いうえに、ビタミンやカリウム、食物繊維などを豊富に含むので、毎日取り入れたい食材。根菜は、糖質は高めですが、ビタミンや食物繊維が豊富なので、適量をバランスよく食べましょう。

野菜・きのこ・海藻

葉野菜

全体的に糖質が低く、ビタミンやミネラル、食物繊維が豊富なので積極的に食べましょう。

キャベツ

21kcal 糖質**3.4**g

100g
たんぱく質 1.3g
塩分 0.0g
脂質 0.2g
食物繊維 1.8g

写真は正味450g=糖質15.3g

白菜

13kcal 糖質**1.9**g

100g
たんぱく質 0.8g
塩分 0.0g
脂質 0.1g
食物繊維 1.3g

写真は正味940g=糖質17.9g

レタス

11kcal 糖質**1.7**g

100g
たんぱく質 0.6g
塩分 0.0g
脂質 0.1g
食物繊維 1.1g

写真は正味300g=糖質5.1g

サニーレタス

15kcal 糖質**1.2**g

100g
たんぱく質 1.2g
塩分 0.0g
脂質 0.2g
食物繊維 2.0g

写真は正味40g=糖質0.5g

サラダ菜

10kcal 糖質**0.9**g

100g
たんぱく質 1.0g
塩分 0.0g
脂質 0.2g
食物繊維 1.8g

写真は正味40g=糖質0.4g

グリーンリーフ

16kcal 糖質**1.4**g

100g
たんぱく質 1.4g
塩分 0.0g
脂質 0.1g
食物繊維 1.9g

写真は正味90g=糖質1.3g

チンゲン菜

9kcal 糖質**0.8**g

100g
たんぱく質 0.6g
塩分 0.1g
脂質 0.1g
食物繊維 1.2g

写真は正味85g=糖質0.7g

ほうれん草

18kcal 糖質**0.3**g

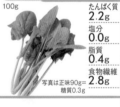

100g
たんぱく質 2.2g
塩分 0.0g
脂質 0.4g
食物繊維 2.8g

写真は正味90g=糖質0.3g

小松菜

13kcal 糖質**0.5**g

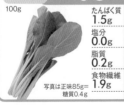

100g
たんぱく質 1.5g
塩分 0.0g
脂質 0.2g
食物繊維 1.9g

写真は正味85g=糖質0.4g

つるむらさき

11kcal 糖質**0.4**g

100g
たんぱく質 0.7g
塩分 0.0g
脂質 0.2g
食物繊維 2.2g

写真は正味30g=糖質0.1g

モロヘイヤ

36kcal 糖質**0.4**g

100g
たんぱく質 4.8g
塩分 0.0g
脂質 0.5g
食物繊維 5.9g

写真は正味20g=糖質0.1g

野菜・きのこ・海藻

葉野菜

かぶ（葉）

100g

糖質**1.0**g

20kcal

たんぱく質 2.3g｜脂質 0.1g
塩分 0.1g｜食物繊維 2.9g

写真は正味60g＝糖質0.6g

大根（葉）

100g

糖質**1.3**g

23kcal

たんぱく質 2.2g｜脂質 0.1g
塩分 0.1g｜食物繊維 4.0g

写真は正味80g＝糖質1.0g

春菊

100g

糖質**0.7**g

20kcal

たんぱく質 2.3g｜脂質 0.3g
塩分 0.2g｜食物繊維 3.2g

写真は正味50g＝糖質0.4g

水菜

100g

糖質**1.8**g

23kcal

たんぱく質 2.2g｜脂質 0.1g
塩分 0.1g｜食物繊維 3.0g

写真は正味40g＝糖質0.7g

ベビーリーフ

100g

糖質**0.4**g

16kcal

たんぱく質 1.8g｜脂質 0.4g
塩分 0.1g｜食物繊維 2.0g

写真は30g＝糖質0.1g

三つ葉

100g

糖質**0.6**g

12kcal

たんぱく質 0.9g｜脂質 0.1g
塩分 0.0g｜食物繊維 2.3g

写真は正味15g＝糖質0.1g

菜の花

100g

糖質**1.6**g

34kcal

たんぱく質 4.4g｜脂質 0.2g
塩分 0.0g｜食物繊維 4.2g

写真は20g＝糖質0.3g

にら

100g

糖質**1.3**g

18kcal

たんぱく質 1.7g｜脂質 0.3g
塩分 0.0g｜食物繊維 2.7g

写真は正味95g＝糖質1.2g

長ねぎ

100g

糖質**5.8**g

35kcal

たんぱく質 1.4g｜脂質 0.1g
塩分 0.0g｜食物繊維 2.5g

写真は正味60g＝糖質3.5g

小ねぎ

100g

糖質**2.9**g

26kcal

たんぱく質 2.0g｜脂質 0.3g
塩分 0.0g｜食物繊維 2.5g

写真は正味90g＝糖質2.6g

青じそ

100g

糖質**0.2**g

32kcal

たんぱく質 3.9g｜脂質 0.1g
塩分 0.0g｜食物繊維 7.3g

写真は1g＝糖質0.0g

クレソン

100g

糖質**0.0**g

13kcal

たんぱく質 2.1g｜脂質
塩分 0.1g｜食物繊維 2.5g

写真は正味10g＝糖質0.0g

パセリ

100g

糖質**1.0**g

34kcal

たんぱく質 4.0g｜脂質 0.7g
塩分 0.0g｜食物繊維 6.8g

写真は正味5g＝糖質0.1g

バジル

100g

糖質**0.0**g

21kcal

たんぱく質 2.0g｜脂質 0.6g
塩分 0.0g｜食物繊維 4.0g

写真は正味15g＝糖質0.0g

パクチー

100g

糖質**0.4**g

18kcal

たんぱく質 1.4g｜脂質 0.4g
塩分 0.0g｜食物繊維 4.2g

写真は正味30g＝糖質0.1g

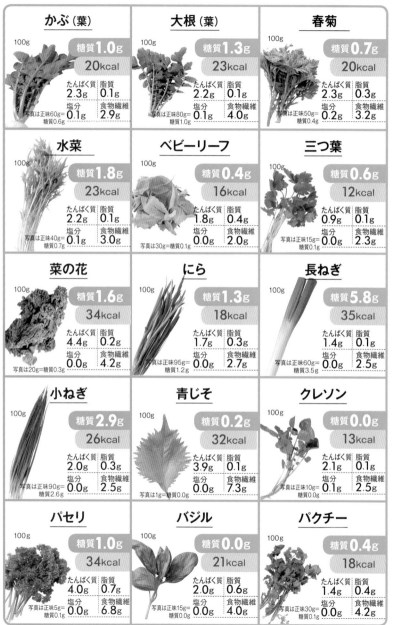

野菜・きのこ・海藻

根菜

全体的に糖質が高いですが、ビタミンや食物繊維が豊富なので、適量を食べましょう。

じゃがいも

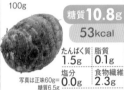

100g

糖質 **8.4**g
59kcal

たんぱく質	脂質
1.8g	0.1g
塩分	食物繊維
0.0g	8.9g

写真は正味90g=糖質7.6g

さつまいも

100g

糖質 **29.7**g
126kcal

たんぱく質	脂質
1.2g	0.2g
塩分	食物繊維
0.0g	2.2g

写真は正味230g＝糖質68.3g

里いも

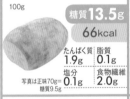

100g

糖質 **10.8**g
53kcal

たんぱく質	脂質
1.5g	0.1g
塩分	食物繊維
0.0g	2.3g

写真は正味60g糖質6.5g

長いも

100g

糖質 **12.9**g
64kcal

たんぱく質	脂質
2.2g	0.3g
塩分	食物繊維
0.0g	1.0g

写真は正味180g＝糖質23.2g

山いも

100g

糖質 **21.2**g
108kcal

たんぱく質	脂質
4.5g	0.5g
塩分	食物繊維
0.0g	1.4g

写真は正味170g＝糖質36.0g

れんこん

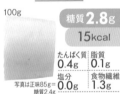

100g

糖質 **13.5**g
66kcal

たんぱく質	脂質
1.9g	0.1g
塩分	食物繊維
0.1g	2.0g

写真は正味70g＝糖質9.5g

にんじん

100g

糖質 **6.3**g
30kcal

たんぱく質	脂質
0.8g	0.1g
塩分	食物繊維
0.1g	2.4g

写真は正味140g＝糖質8.8g

ごぼう

100g

糖質 **9.7**g
58kcal

たんぱく質	脂質
1.8g	0.1g
塩分	食物繊維
0.0g	5.7g

写真は正味135g＝糖質13.1g

大根（根）

100g

糖質 **2.8**g
15kcal

たんぱく質	脂質
0.4g	0.1g
塩分	食物繊維
0.0g	1.3g

写真は正味85g＝糖質2.4g

かぶ（根）

100g

糖質 **3.4**g
19kcal

たんぱく質	脂質
0.6g	0.1g
塩分	食物繊維
0.0g	1.4g

写真は正味70g＝糖質2.4g

たけのこ

100g

糖質 **1.5**g
27kcal

たんぱく質	脂質
3.6g	0.2g
塩分	食物繊維
0.0g	2.8g

写真は正味140g=糖質2.1g

らっきょう

100g

糖質 **8.6**g
83kcal

たんぱく質	脂質
1.4g	0.2g
塩分	食物繊維
0.0g	20.7g

写真は正味30g=糖質2.6g

しょうが

100g

糖質 **4.5**g
28kcal

たんぱく質	脂質
0.9g	0.3g
塩分	食物繊維
0.0g	2.1g

写真は正味10g＝糖質0.5g

にんにく

100g

糖質 **21.3**g
129kcal

たんぱく質	脂質
6.4g	0.9g
塩分	食物繊維
0.0g	6.2g

写真は正味10g=糖質2.1g

野菜・きのこ・海藻
その他野菜

おおむね糖質は低いですが、糖度の高いプチトマトや玉ねぎなどは、控えめにしましょう。

玉ねぎ

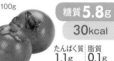

100g

糖質 **6.9**g

33kcal

たんぱく質	脂質
1.0g	0.1g
塩分	食物繊維
0.0g	1.5g

写真は正味190g＝糖質13.1g

プチトマト

100g

糖質 **5.8**g

30kcal

たんぱく質	脂質
1.1g	0.1g
塩分	食物繊維
0.0g	1.4g

写真は正味15g＝糖質0.9g

トマト

100g

糖質 **3.7**g

20kcal

たんぱく質	脂質
0.7g	0.1g
塩分	食物繊維
0.0g	1.0g

写真は正味180g＝糖質6.7g

きゅうり

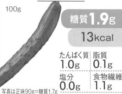

100g

糖質 **1.9**g

13kcal

たんぱく質	脂質
1.0g	0.1g
塩分	食物繊維
0.0g	1.1g

写真は正味90g＝糖質1.7g

なす

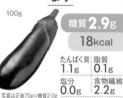

100g

糖質 **2.9**g

18kcal

たんぱく質	脂質
1.1g	0.1g
塩分	食物繊維
0.0g	2.2g

写真は正味70g＝糖質2.0g

ピーマン

100g

糖質 **2.8**g

20kcal

たんぱく質	脂質
0.9g	0.2g
塩分	食物繊維
0.0g	2.3g

写真は正味35g＝糖質1.0g

パプリカ（赤）

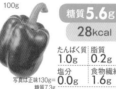

100g

糖質 **5.6**g

28kcal

たんぱく質	脂質
1.0g	0.2g
塩分	食物繊維
0.0g	1.6g

写真は正味130g＝糖質7.3g

パプリカ（黄）

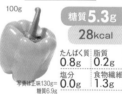

100g

糖質 **5.3**g

28kcal

たんぱく質	脂質
0.8g	0.2g
塩分	食物繊維
0.0g	1.3g

写真は正味130g＝糖質6.9g

ししとう

100g

糖質 **2.1**g

25kcal

たんぱく質	脂質
1.9g	0.3g
塩分	食物繊維
0.0g	3.6g

写真は正味10g＝糖質0.2g

赤唐辛子（乾）

100g

糖質 **12.0**g

270kcal

たんぱく質	脂質
14.7g	12.0g
塩分	食物繊維
0.0g	46.4g

写真は0.3g＝糖質0.0g

ズッキーニ

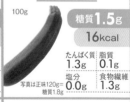

100g

糖質 **1.5**g

16kcal

たんぱく質	脂質
1.3g	0.1g
塩分	食物繊維
0.0g	1.3g

写真は正味120g＝糖質1.8g

うり

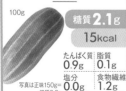

100g

糖質 **2.1**g

15kcal

たんぱく質	脂質
0.9g	0.1g
塩分	食物繊維
0.0g	1.2g

写真は正味150g＝糖質3.2g

ブロッコリー

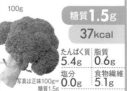

100g

糖質 **1.5**g

37kcal

たんぱく質	脂質
5.4g	0.6g
塩分	食物繊維
0.0g	5.1g

写真は正味100g＝糖質1.5g

カリフラワー

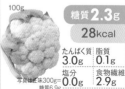

100g

糖質 **2.3**g

28kcal

たんぱく質	脂質
3.0g	0.1g
塩分	食物繊維
0.0g	2.9g

写真は正味300g＝糖質6.9g

かぼちゃ

78kcal　糖質 **17.1** g

100g
たんぱく質 **1.9** g
塩分 **0.0** g
脂質 **0.3** g
食物繊維 **3.5** g

写真は正味140g＝糖質23.9g

グリーンアスパラガス

21kcal　糖質 **2.1** g

100g
たんぱく質 **2.6** g
塩分 **0.0** g
脂質 **0.2** g
食物繊維 **1.8** g

写真は正味25g＝糖質0.5g

とうもろこし

89kcal　糖質 **13.8** g

100g
たんぱく質 **3.6** g
塩分 **0.0** g
脂質 **1.7** g
食物繊維 **3.0** g

写真は正味100g＝糖質13.8g

ヤングコーン

29kcal　糖質 **3.3** g

100g
たんぱく質 **2.3** g
塩分 **0.0** g
脂質 **0.2** g
食物繊維 **2.7** g

写真は30g＝糖質1.0g

とうがん

15kcal　糖質 **2.5** g

100g
たんぱく質 **0.5** g
塩分 **0.0** g
脂質 **0.1** g
食物繊維 **1.3** g

写真は正味490g＝糖質12.3g

オクラ

26kcal　糖質 **1.6** g

100g
たんぱく質 **2.1** g
塩分 **0.0** g
脂質 **0.2** g
食物繊維 **5.0** g

写真は正味30g＝糖質0.5g

ゴーヤ

15kcal　糖質 **1.3** g

100g
たんぱく質 **1.0** g
塩分 **0.0** g
脂質 **0.1** g
食物繊維 **2.6** g

写真は正味150g＝糖質2.0g

セロリ

12kcal　糖質 **2.1** g

100g
たんぱく質 **0.4** g
塩分 **0.1** g
脂質 **0.1** g
食物繊維 **1.5** g

写真は正味60g＝糖質1.3g

みょうが

11kcal　糖質 **0.5** g

100g
たんぱく質 **0.9** g
塩分 **0.0** g
脂質 **0.1** g
食物繊維 **2.1** g

写真は正味30g＝糖質0.2g

緑豆もやし

15kcal　糖質 **1.3** g

100g
たんぱく質 **1.7** g
塩分 **0.0** g
脂質 **0.1** g
食物繊維 **1.3** g

貝割れ大根

21kcal　糖質 **1.4** g

100g
たんぱく質 **2.1** g
塩分 **0.0** g
脂質 **0.5** g
食物繊維 **1.9** g

写真は40g＝糖質0.6g

豆苗

27kcal　糖質 **1.0** g

100g
たんぱく質 **3.8** g
塩分 **0.0** g
脂質 **0.4** g
食物繊維 **2.2** g

写真は65g＝糖質0.7g

野菜・きのこ・海藻

きのこ・野菜加工品

きのこは糖質が低く、食物繊維やミネラルが豊富なので、積極的に取り入れて。

しいたけ

25kcal　糖質**1.5**g

100g
たんぱく質 3.1g
塩分 0.0g
脂質 0.3g
食物繊維 4.9g

写真は正味50g=糖質0.8g

しめじ

22kcal　糖質**1.3**g

100g
たんぱく質 2.7g
塩分 0.0g
脂質 0.5g
食物繊維 3.5g

写真は正味90g=糖質1.2g

まいたけ

22kcal　糖質**0.9**g

100g
たんぱく質 2.0g
塩分 0.0g
脂質 0.5g
食物繊維 3.5g

写真は正味90g=糖質0.8g

エリンギ

31kcal　糖質**2.6**g

100g
たんぱく質 2.8g
塩分 0.0g
脂質 0.4g
食物繊維 3.4g

写真は正味95g=糖質2.5g

えのきたけ

34kcal　糖質**3.7**g

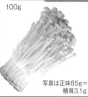

100g
たんぱく質 2.7g
塩分 0.0g
脂質 0.2g
食物繊維 3.9g

写真は正味85g=糖質3.1g

なめこ（ゆで）

22kcal　糖質**2.3**g

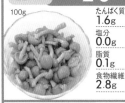

100g
たんぱく質 1.6g
塩分 0.0g
脂質 0.1g
食物繊維 2.8g

マッシュルーム

15kcal　糖質**0.1**g

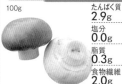

100g
たんぱく質 2.9g
塩分 0.0g
脂質 0.3g
食物繊維 2.0g

写真は正味20g=糖質0.0g

マッシュルーム（水煮）

18kcal　糖質**0.1**g

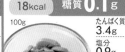

100g
たんぱく質 3.4g
塩分 0.9g
脂質 0.2g
食物繊維 3.2g

干ししいたけ

258kcal　糖質**15.8**g

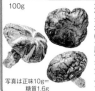

100g
たんぱく質 21.2g
塩分 0.0g
脂質 2.8g
食物繊維 46.7g

写真は正味10g=糖質1.6g

きくらげ（ゆで）

14kcal　糖質**0.0**g

100g
たんぱく質 0.6g
塩分 0.0g
脂質 0.2g
食物繊維 5.2g

写真は10g=糖質0.0g

たけのこ（水煮）

31kcal　糖質**2.2**g

100g
たんぱく質 3.5g
塩分 0.0g
脂質 0.2g
食物繊維 3.3g

写真は150g=糖質3.3g

こんにゃく

100g

糖質 **0.1**g

5kcal

たんぱく質	脂質
0.1g	0.0g
塩分	食物繊維
0.0g	2.2g

写真は250g=糖質0.3g

しらたき

100g

糖質 **0.1**g

7kcal

たんぱく質	脂質
0.2g	0.0g
塩分	食物繊維
0.0g	2.9g

写真は45g=糖質0.0g

切り干し大根（乾）

100g

糖質 **48.4**g

280kcal

たんぱく質	脂質
9.7g	0.8g
塩分	食物繊維
0.5g	21.3g

写真は30g=糖質14.5g

たくあん

100g

糖質 **1.8**g

23kcal

たんぱく質	脂質
1.9g	0.1g
塩分	食物繊維
2.5g	3.7g

写真は15g=糖質0.3g

きゅうりのピクルス

100g

糖質 **1.1**g

13kcal

たんぱく質	脂質
1.4g	0.0g
塩分	食物繊維
2.5g	1.4g

写真は25g=糖質0.3g

らっきょう甘酢漬け

100g

糖質 **26.5**g

118kcal

たんぱく質	脂質
0.4g	0.3g
塩分	食物繊維
1.9g	2.9g

写真は15g=糖質4.0g

野沢菜漬け

100g

糖質 **1.6**g

17kcal

たんぱく質	脂質
1.2g	0.1g
塩分	食物繊維
1.5g	2.5g

写真は20g=糖質0.3g

柴漬け

100g

糖質 **2.6**g

27kcal

たんぱく質	脂質
1.4g	0.2g
塩分	食物繊維
4.1g	4.4g

写真は13g=糖質0.3g

白菜の浅漬け

100g

糖質 **1.5**g

17kcal

たんぱく質	脂質
1.5g	0.1g
塩分	食物繊維
2.1g	1.8g

写真は25g=糖質0.4g

ザーサイ

100g

糖質 **0.0**g

20kcal

たんぱく質	脂質
2.5g	0.1g
塩分	食物繊維
13.7g	4.6g

写真は25g=糖質0.0g

白菜キムチ

100g

糖質 **3.2**g

27kcal

たんぱく質	脂質
2.3g	0.1g
塩分	食物繊維
2.9g	2.2g

写真は25g=糖質0.8g

ホールトマト

100g

糖質 **3.1**g

21kcal

たんぱく質	脂質
0.9g	0.2g
塩分	食物繊維
0.0g	1.3g

ミックスベジタブル

100g

糖質 **9.2**g

67kcal

たんぱく質	脂質
3.0g	0.7g
塩分	食物繊維
0.1g	5.9g

写真は50g=糖質4.6g

ホールコーン

100g

糖質 **14.5**g

78kcal

たんぱく質	脂質
2.3g	0.5g
塩分	食物繊維
0.5g	3.3g

写真は50g=糖質7.3g

クリームコーン

100g

糖質 **16.8**g

82kcal

たんぱく質	脂質
1.7g	0.5g
塩分	食物繊維
0.7g	1.8g

野菜・きのこ・海藻

海藻

全体的に糖質が低く、食物繊維やミネラルが豊富で、血糖値を下げる作用があります。

わかめ（生）

24kcal 糖質**2.0**g

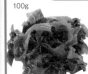

100g
たんぱく質 1.9g
塩分 1.5g
脂質 0.2g
食物繊維 3.6g

写真は正味30g=糖質0.6g

わかめ（乾）

164kcal 糖質**8.6**g

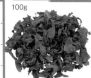

100g
たんぱく質 13.6g
塩分 16.8g
脂質 1.6g
食物繊維 32.7g

写真は30g=糖質2.6g

塩蔵わかめ

13kcal 糖質**0.2**g

100g
たんぱく質 1.5g
塩分 1.4g
脂質 0.3g
食物繊維 3.2g

写真は30g=糖質0.1g

昆布（乾）

170kcal 糖質**32.2**g

100g
たんぱく質 5.8g
塩分 6.6g
脂質 1.3g
食物繊維 32.1g

写真は10g=糖質3.2g

切り昆布（乾）

119kcal 糖質**6.9**g

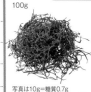

100g
たんぱく質 5.4g
塩分 10.9g
脂質 0.5g
食物繊維 39.1g

写真は10g=糖質0.7g

おぼろ昆布（乾）

177kcal 糖質**22.0**g

100g
たんぱく質 6.5g
塩分 5.3g
脂質 0.9g
食物繊維 28.2g

写真は10g=糖質2.2g

めかぶ

14kcal 糖質**0.0**g

100g
たんぱく質 0.9g
塩分 0.4g
脂質 0.6g
食物繊維 3.4g

もずく

4kcal 糖質**0.0**g

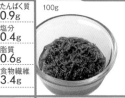

100g
たんぱく質 0.2g
塩分 0.2g
脂質 0.1g
食物繊維 1.4g

焼きのり

297kcal 糖質**8.3**g

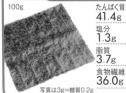

100g
たんぱく質 41.4g
塩分 1.3g
脂質 3.7g
食物繊維 36.0g

写真は3g=糖質0.2g

ひじき（乾）

180kcal 糖質**6.6**g

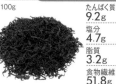

100g
たんぱく質 9.2g
塩分 4.7g
脂質 3.2g
食物繊維 51.8g

写真は30g=糖質2.0g

青のり

249kcal 糖質**5.8**g

100g
たんぱく質 29.4g
塩分 8.1g
脂質 5.2g
食物繊維 35.2g

写真は20g=糖質1.2g

ひと目でわかる
低糖質食材
豆類・種実・果物

※100g中

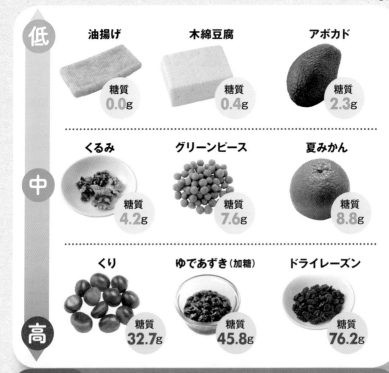

低

油揚げ
糖質
0.0g

木綿豆腐
糖質
0.4g

アボカド
糖質
2.3g

中

くるみ
糖質
4.2g

グリーンピース
糖質
7.6g

夏みかん
糖質
8.8g

高

くり
糖質
32.7g

ゆであずき（加糖）
糖質
45.8g

ドライレーズン
糖質
76.2g

**選ぶ
ポイント**

大豆や大豆製品は低糖質で植物性たんぱく質が豊富ですが、他の豆類はでんぷん質が多く、糖質が高めです。種実、果物は、甘みの強いものほど糖質が上がります。くりやドライフルーツ、缶詰などの加工品は控えめにしましょう。

豆類・種実・果物

豆類・種実

大豆以外の豆類はでんぷんが多く、糖質が高め。種実では、くりの糖質が高いので注意。

大豆（水煮）

124kcal 糖質 **0.9**g

100g
たんぱく質 12.9g
塩分 0.5g
脂質 6.7g
食物繊維 6.8g

納豆

190kcal 糖質 **5.4**g

100g
たんぱく質 16.5g
塩分 0.0g
脂質 10.0g
食物繊維 6.7g

写真は50g＝糖質2.7g

木綿豆腐

73kcal 糖質 **0.4**g

100g
たんぱく質 7.0g
塩分 0.0g
脂質 4.9g
食物繊維 1.1g

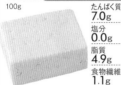

写真は300g＝糖質1.2g

絹ごし豆腐

56kcal 糖質 **1.1**g

100g
たんぱく質 5.3g
塩分 0.0g
脂質 3.5g
食物繊維 0.9g

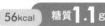
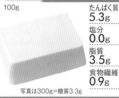

写真は300g＝糖質3.3g

焼き豆腐

82kcal 糖質 **0.5**g

100g
たんぱく質 7.8g
塩分 0.0g
脂質 5.7g
食物繊維 0.5g

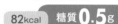
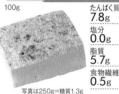

写真は250g＝糖質1.3g

油揚げ

377kcal 糖質 **0.0**g

100g
たんぱく質 23.4g
塩分 0.0g
脂質 34.4g
食物繊維 1.3g

写真は45g＝糖質0.0g

厚揚げ

143kcal 糖質 **0.2**g

100g
たんぱく質 10.7g
塩分 0.0g
脂質 11.3g
食物繊維 0.7g

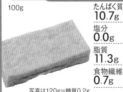

写真は120g＝糖質0.2g

がんもどき

223kcal 糖質 **0.2**g

100g
たんぱく質 15.3g
塩分 0.5g
脂質 17.8g
食物繊維 1.4g

高野豆腐

496kcal 糖質 **1.7**g

100g
たんぱく質 50.5g
塩分 1.1g
脂質 34.1g
食物繊維 2.5g

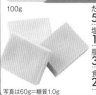

写真は60g＝糖質1.0g

湯葉（生）

218kcal 糖質 **3.3**g

100g
たんぱく質 21.8g
塩分 0.0g
脂質 13.7g
食物繊維 0.8g

おから（生）

88kcal 糖質 **2.3**g

100g
たんぱく質 6.1g
塩分 0.0g
脂質 3.6g
食物繊維 11.5g

きなこ

451kcal	糖質 **10.4**g

100g

たんぱく質 **36.7**g
塩分 **0.0**g
脂質 **25.7**g
食物繊維 **18.1**g

写真は20g=糖質2.1g

豆乳（無調整）

44kcal	糖質 **2.9**g

100g

たんぱく質 **3.6**g
塩分 **0.0**g
脂質 **2.0**g
食物繊維 **0.2**g

写真は200g=糖質5.8g

豆乳（調整）

63kcal	糖質 **4.5**g

100g

たんぱく質 **3.2**g
塩分 **0.1**g
脂質 **3.6**g
食物繊維 **0.3**g

写真は200g=糖質9.0g

さやいんげん

23kcal	糖質 **2.7**g

100g

たんぱく質 **1.8**g
塩分 **0.0**g
脂質 **0.1**g
食物繊維 **2.4**g

写真は正味60g=糖質1.6g

さやえんどう

38kcal	糖質 **4.5**g

100g

たんぱく質 **3.1**g
塩分 **0.0**g
脂質 **0.2**g
食物繊維 **3.0**g

写真は正味15g=糖質0.7g

スナップえんどう

47kcal	糖質 **7.4**g

100g

たんぱく質 **2.9**g
塩分 **0.0**g
脂質 **0.1**g
食物繊維 **2.5**g

写真は正味7g=糖質0.5g

グリーンピース

76kcal	糖質 **7.6**g

100g

たんぱく質 **6.9**g
塩分 **0.0**g
脂質 **0.4**g
食物繊維 **7.7**g

写真は50g=糖質3.8g

枝豆

125kcal	糖質 **3.8**g

100g

たんぱく質 **11.7**g
塩分 **0.0**g
脂質 **6.2**g
食物繊維 **5.0**g

写真は正味5g=糖質0.2g

そら豆

102kcal	糖質 **12.9**g

100g

たんぱく質 **10.9**g
塩分 **0.0**g
脂質 **0.2**g
食物繊維 **2.6**g

写真は正味10g=糖質1.3g

ミックスビーンズ

134kcal	糖質 **15.2**g

100g

たんぱく質 **9.2**g
塩分 **0.0**g
脂質 **1.6**g
食物繊維 **11.2**g

写真は50g=糖質7.6g

ひよこ豆

149kcal	糖質 **15.8**g

100g

たんぱく質 **9.5**g
塩分 **0.0**g
脂質 **2.5**g
食物繊維 **11.6**g

写真は30g=糖質4.7g

レンズ豆

149kcal	糖質 **19.7**g

100g

たんぱく質 **11.2**g
塩分 **0.0**g
脂質 **0.8**g
食物繊維 **9.4**g

写真は50g=糖質9.9g

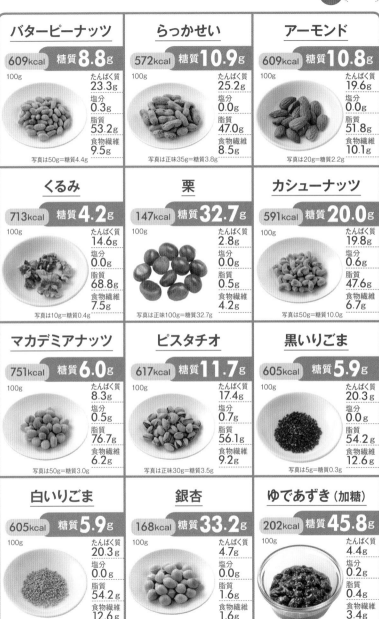

豆類・種実・果物

豆類・種実

バターピーナッツ

609kcal 糖質**8.8**g

100g
たんぱく質 23.3g
塩分 0.3g
脂質 53.2g
食物繊維 9.5g

写真は50g=糖質4.4g

らっかせい

572kcal 糖質**10.9**g

100g
たんぱく質 25.2g
塩分 0.0g
脂質 47.0g
食物繊維 8.5g

写真は正味35g=糖質3.8g

アーモンド

609kcal 糖質**10.8**g

100g
たんぱく質 19.6g
塩分 0.0g
脂質 51.8g
食物繊維 10.1g

写真は20g=糖質2.2g

くるみ

713kcal 糖質**4.2**g

100g
たんぱく質 14.6g
塩分 0.0g
脂質 68.8g
食物繊維 7.5g

写真は10g=糖質0.4g

栗

147kcal 糖質**32.7**g

100g
たんぱく質 2.8g
塩分 0.0g
脂質 0.5g
食物繊維 4.2g

写真は正味100g=糖質32.7g

カシューナッツ

591kcal 糖質**20.0**g

100g
たんぱく質 19.8g
塩分 0.6g
脂質 47.6g
食物繊維 6.7g

写真は50g=糖質10.0g

マカデミアナッツ

751kcal 糖質**6.0**g

100g
たんぱく質 8.3g
塩分 0.5g
脂質 76.7g
食物繊維 6.2g

写真は50g=糖質3.0g

ピスタチオ

617kcal 糖質**11.7**g

100g
たんぱく質 17.4g
塩分 0.7g
脂質 56.1g
食物繊維 9.2g

写真は正味30g=糖質3.5g

黒いりごま

605kcal 糖質**5.9**g

100g
たんぱく質 20.3g
塩分 0.0g
脂質 54.2g
食物繊維 12.6g

写真は5g=糖質0.3g

白いりごま

605kcal 糖質**5.9**g

100g
たんぱく質 20.3g
塩分 0.0g
脂質 54.2g
食物繊維 12.6g

写真は5g=糖質0.3g

銀杏

168kcal 糖質**33.2**g

100g
たんぱく質 4.7g
塩分 0.0g
脂質 1.6g
食物繊維 1.6g

写真は正味40g=糖質13.3g

ゆであずき（加糖）

202kcal 糖質**45.8**g

100g
たんぱく質 4.4g
塩分 0.2g
脂質 0.4g
食物繊維 3.4g

果物

全体的に糖質が高いですが、ビタミン、ミネラルの供給源として、適量を食べましょう。

いちご

31kcal 糖質 **7.1**g

100g
たんぱく質 0.9g
塩分 0.0g
脂質 0.1g
食物繊維 1.4g

写真は正味70g=糖質5.0g

りんご

56kcal 糖質 **14.3**g

100g
たんぱく質 0.2g
塩分 0.0g
脂質 0.3g
食物繊維 1.9g

写真は正味230g=糖質32.9g

デラウェア

58kcal 糖質 **15.2**g

100g
たんぱく質 0.4g
塩分 0.0g
脂質 0.1g
食物繊維 0.5g

写真は正味100g＝糖質15.2g

巨峰

58kcal 糖質 **15.2**g

100g
たんぱく質 0.4g
塩分 0.0g
脂質 0.1g
食物繊維 0.5g

写真は正味150g＝糖質22.8g

マスカット

58kcal 糖質 **15.2**g

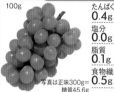

100g
たんぱく質 0.4g
塩分 0.0g
脂質 0.1g
食物繊維 0.5g

写真は正味300g＝糖質45.6g

バナナ

93kcal 糖質 **21.4**g

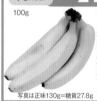

100g
たんぱく質 1.1g
塩分 0.0g
脂質 0.2g
食物繊維 1.1g

写真は正味130g＝糖質27.8g

すいか

41kcal 糖質 **9.2**g

100g
たんぱく質 0.6g
塩分 0.0g
脂質 0.1g
食物繊維 0.3g

写真は正味120g＝糖質11.0g

メロン

45kcal 糖質 **9.9**g

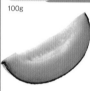

100g
たんぱく質 1.0g
塩分 0.0g
脂質 0.1g
食物繊維 0.5g

パイナップル

54kcal 糖質 **12.5**g

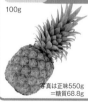

100g
たんぱく質 0.6g
塩分 0.0g
脂質 0.1g
食物繊維 1.2g

写真は正味550g＝糖質68.8g

パイナップル（缶詰）

76kcal 糖質 **19.8**g

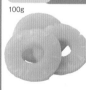

100g
たんぱく質 0.4g
塩分 0.0g
脂質 0.1g
食物繊維 0.5g

キウイフルーツ（緑）

51kcal 糖質 **10.8**g

100g
たんぱく質 1.0g
塩分 0.0g
脂質 0.2g
食物繊維 2.6g

写真は正味80g＝糖質8.6g

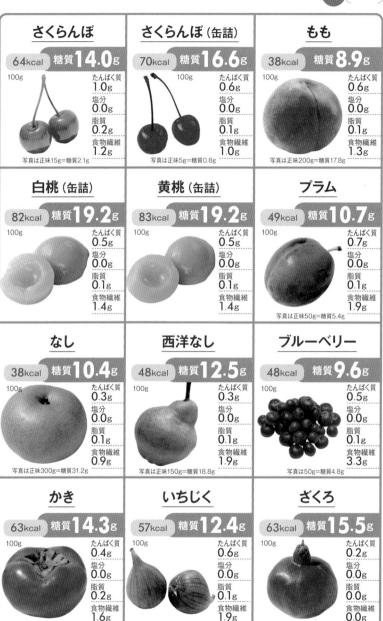

豆類・種実・果物

果物

さくらんぼ

64kcal　糖質**14.0**g

100g

たんぱく質 1.0g
塩分 0.0g
脂質 0.2g
食物繊維 1.2g

写真は正味15g＝糖質2.1g

さくらんぼ（缶詰）

70kcal　糖質**16.6**g

100g

たんぱく質 0.6g
塩分 0.0g
脂質 0.1g
食物繊維 1.0g

写真は正味5g＝糖質0.8g

もも

38kcal　糖質**8.9**g

100g

たんぱく質 0.6g
塩分 0.0g
脂質 0.1g
食物繊維 1.3g

写真は正味200g＝糖質17.8g

白桃（缶詰）

82kcal　糖質**19.2**g

100g

たんぱく質 0.5g
塩分 0.0g
脂質 0.1g
食物繊維 1.4g

黄桃（缶詰）

83kcal　糖質**19.2**g

100g

たんぱく質 0.5g
塩分 0.0g
脂質 0.1g
食物繊維 1.4g

プラム

49kcal　糖質**10.7**g

100g

たんぱく質 0.7g
塩分 0.0g
脂質 0.1g
食物繊維 1.9g

写真は正味50g＝糖質5.4g

なし

38kcal　糖質**10.4**g

100g

たんぱく質 0.3g
塩分 0.0g
脂質 0.1g
食物繊維 0.9g

写真は正味300g＝糖質31.2g

西洋なし

48kcal　糖質**12.5**g

100g

たんぱく質 0.3g
塩分 0.0g
脂質 0.1g
食物繊維 1.9g

写真は正味150g＝糖質18.8g

ブルーベリー

48kcal　糖質**9.6**g

100g

たんぱく質 0.5g
塩分 0.0g
脂質 0.1g
食物繊維 3.3g

写真は正味50g＝糖質4.8g

かき

63kcal　糖質**14.3**g

100g

たんぱく質 0.4g
塩分 0.0g
脂質 0.2g
食物繊維 1.6g

写真は正味250g＝糖質35.8g

いちじく

57kcal　糖質**12.4**g

100g

たんぱく質 0.6g
塩分 0.0g
脂質 0.1g
食物繊維 1.9g

写真は正味85g＝糖質10.5g

ざくろ

63kcal　糖質**15.5**g

100g

たんぱく質 0.2g
塩分 0.0g
脂質 0.0g
食物繊維 0.0g

写真は正味45g＝糖質7.0g

マンゴー

| 68kcal | 糖質 **15.6**g |

100g

たんぱく質 0.6g
塩分 0.0g
脂質 0.1g
食物繊維 1.3g

写真は正味200g＝糖質31.2g

みかん

| 49kcal | 糖質 **11.2**g |

100g

たんぱく質 0.5g
塩分 0.0g
脂質 0.1g
食物繊維 0.7g

写真は正味90g＝糖質10.1g

オレンジ

| 42kcal | 糖質 **9.0**g |

100g

たんぱく質 1.0g
塩分 0.0g
脂質 0.1g
食物繊維 0.8g

写真は正味250g＝
糖質22.5g

夏みかん

| 42kcal | 糖質 **8.8**g |

100g

たんぱく質 0.9g
塩分 0.0g
脂質 0.1g
食物繊維 1.2g

写真は正味90g＝糖質7.9g

はっさく

| 47kcal | 糖質 **10.0**g |

100g

たんぱく質 0.8g
塩分 0.0g
脂質 0.1g
食物繊維 1.5g

写真は正味150g＝糖質15.0g

デコポン

| 56kcal | 糖質 **12.3**g |

100g

たんぱく質 0.8g
塩分 0.0g
脂質 0.2g
食物繊維 0.6g

写真は正味105g＝糖質12.9g

レモン

| 43kcal | 糖質 **7.6**g |

100g

たんぱく質 0.9g
塩分 0.0g
脂質 0.7g
食物繊維 4.9g

写真は正味140g＝糖質10.6g

グレープフルーツ

| 40kcal | 糖質 **9.0**g |

100g

たんぱく質 0.9g
塩分 0.0g
脂質 0.1g
食物繊維 0.6g

写真は正味150g＝糖質13.5g

ピンクグレープフルーツ

| 40kcal | 糖質 **9.0**g |

100g

たんぱく質 0.9g
塩分 0.0g
脂質 0.1g
食物繊維 0.6g

写真は正味150g＝糖質13.5g

ゆず（果汁）

| 30kcal | 糖質 **6.6**g |

100g

たんぱく質 0.5g
塩分 0.0g
脂質 0.1g
食物繊維 0.4g

写真は50g＝糖質3.3g

かぼす（果汁）

| 36kcal | 糖質 **8.4**g |

100g

たんぱく質 0.4g
塩分 0.0g
脂質 0.1g
食物繊維 0.1g

写真は30g＝糖質2.5g

すだち（果汁）

| 29kcal | 糖質 **6.5**g |

100g

たんぱく質 0.5g
塩分 0.0g
脂質 0.1g
食物繊維 0.1g

写真は20g＝糖質1.3g

アボカド

178kcal 糖質**2.3**g

100g

たんぱく質
2.1g
塩分
0.0g
脂質
17.5g
食物繊維
5.6g

写真は正味150g=糖質3.5g

黒オリーブ（種なし）

121kcal 糖質**0.9**g

100g

たんぱく質
0.8g
塩分
1.6g
脂質
12.3g
食物繊維
2.5g

写真は正味20g=糖質0.2g

緑オリーブ（種なし）

148kcal 糖質**1.2**g

100g

たんぱく質
1.0g
塩分
3.6g
脂質
15.0g
食物繊維
3.3g

写真は正味20g=糖質0.2g

ドライプルーン

211kcal 糖質**55.2**g

100g

たんぱく質
2.4g
塩分
0.0g
脂質
0.2g
食物繊維
7.1g

写真は40g=糖質22.1g

ドライレーズン

324kcal 糖質**76.2**g

100g

たんぱく質
2.7g
塩分
0.0g
脂質
0.2g
食物繊維
4.1g

写真は40g=糖質30.5g

梅干し

90kcal 糖質**18.6**g

100g

たんぱく質
1.5g
塩分
7.6g
脂質
0.6g
食物繊維
2.5g

写真は正味15g=糖質2.8g

干しがき

274kcal 糖質**57.3**g

100g

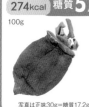

たんぱく質
1.5g
塩分
0.0g
脂質
1.7g
食物繊維
14.0g

写真は正味30g=糖質17.2g

ドライあんず

296kcal 糖質**60.6**g

100g

たんぱく質
9.2g
塩分
0.0g
脂質
0.4g
食物繊維
9.8g

写真は20g=糖質12.1g

ドライいちじく

272kcal 糖質**64.6**g

100g

たんぱく質
3.0g
塩分
0.2g
脂質
1.1g
食物繊維
10.7g

写真は10g=糖質6.5g

COLUMN

果物の糖質について

　果物は、手軽にビタミンや食物繊維を補給できる食品ですが、果物の甘みは、果糖やブドウ糖で構成されており、糖質量は全体的に高めなので、食べすぎに注意。また、果糖は中性脂肪の合成を促し、肥満の原因となるので、糖質の低い果物を選びましょう。

糖質
高

（100gあたり）

糖質
低

マンゴー
糖質**15.6**g

アボカド
糖質**2.3**g

ひと目でわかる
低糖質食材
卵・乳製品

※100g中

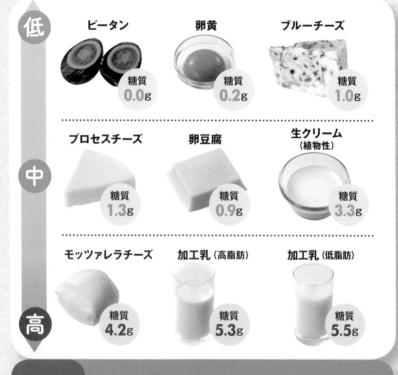

低

ピータン
糖質
0.0g

卵黄
糖質
0.2g

ブルーチーズ
糖質
1.0g

中

プロセスチーズ
糖質
1.3g

卵豆腐
糖質
0.9g

生クリーム
（植物性）
糖質
3.3g

高

モッツァレラチーズ
糖質
4.2g

加工乳（高脂肪）
糖質
5.3g

加工乳（低脂肪）
糖質
5.5g

選ぶポイント

牛乳や生クリーム、ヨーグルトなどは、無糖タイプであれば糖質は高くありません。なるべく加工していないものを選び、甘味はあまり足さないようにしましょう。卵やチーズは全体的に糖質が低めなので、糖質制限中は上手に取り入れて。

卵・乳製品

卵・乳製品

卵、乳製品ともに糖質は低めです。牛乳のほんのりとした甘みは、乳糖によるものです。

鶏卵

142kcal　糖質 **0.4**g

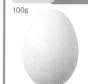

100g

たんぱく質 12.2g
塩分 0.4g
脂質 10.2g
食物繊維 0.0g

写真は正味50g=糖質0.2g

卵黄

336kcal　糖質 **0.2**g

100g

たんぱく質 16.5g
塩分 0.1g
脂質 34.3g
食物繊維 0.0g

写真は正味15g=糖質0.0g

卵白

44kcal　糖質 **0.5**g

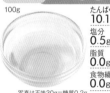

100g

たんぱく質 10.1g
塩分 0.5g
脂質 0.0g
食物繊維 0.0g

写真は正味30g=糖質0.2g

うずら卵

157kcal　糖質 **0.3**g

100g

たんぱく質 12.6g
塩分 0.3g
脂質 13.1g
食物繊維 0.0g

写真は正味30g=糖質0.1g

ピータン

188kcal　糖質 **0.0**g

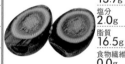

100g

たんぱく質 13.7g
塩分 2.0g
脂質 16.5g
食物繊維 0.0g

写真は正味70g=糖質0.0g

卵豆腐

76kcal　糖質 **0.9**g

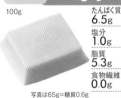

100g

たんぱく質 6.5g
塩分 1.0g
脂質 5.3g
食物繊維 0.0g

写真は65g=糖質0.6g

普通牛乳

61kcal　糖質 **4.8**g

100g

たんぱく質 3.3g
塩分 0.1g
脂質 3.8g
食物繊維 0.0g

写真は200g=糖質9.6g

加工乳（高脂肪）

70kcal　糖質 **5.3**g

100g

たんぱく質 3.4g
塩分 0.1g
脂質 4.2g
食物繊維 0.0g

写真は200g=糖質10.6g

加工乳（低脂肪）

42kcal　糖質 **5.5**g

100g

たんぱく質 3.8g
塩分 0.2g
脂質 1.0g
食物繊維 0.0g

写真は200g=糖質11.0g

脱脂粉乳

354kcal　糖質 **53.3**g

100g

たんぱく質 34.0g
塩分 1.4g
脂質 1.0g
食物繊維 0.0g

写真は40g=糖質21.3g

コーヒーフレッシュ

205kcal　糖質 **5.5**g

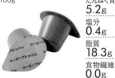

100g

たんぱく質 5.2g
塩分 0.4g
脂質 18.3g
食物繊維 0.0g

写真は6g=糖質0.3g

雪印メグミルク ナチュレ恵

63kcal **糖質5.4**g

100g

たんぱく質
3.5g
塩分
0.11g
脂質
3.0g
食物繊維
0.0g

雪印メグミルク ナチュレ恵 脂肪ゼロ

43kcal **糖質6.3**g

100g

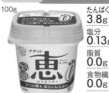

たんぱく質
3.8g
塩分
0.13g
脂質
0.0g
食物繊維
0.0g

江崎グリコ 朝食りんごヨーグルト

103kcal **糖質14.2**g

1個=140g

たんぱく質
5.4g
塩分
0.16g
脂質
1.7g
食物繊維
0.0g

森永乳業 森永アロエヨーグルト

101kcal **糖質15.6**g

1個=118g

たんぱく質
3.9g
塩分
0.13g
脂質
2.6g
食物繊維
0.0g

森永乳業 ビヒダス ヨーグルト アロエ 4ポット

48kcal **糖質7.6**g

1個=75g

たんぱく質
2.9g
塩分
0.09g
脂質
0.7g
食物繊維
0.0g

雪印メグミルク 毎日骨太 MBP® 1日分のカルシウム のむヨーグルト

129kcal **糖質22.8**g

1本=190g

たんぱく質
5.7g
塩分
0.18g
脂質
1.7g
食物繊維
0.0g

雪印メグミルク プルーン Fe 1日分の鉄分 のむヨーグルト

129kcal **糖質22.8**g

1本=190g

たんぱく質
5.7g
塩分
0.18g
脂質
1.7g
食物繊維
0.0g

雪印メグミルク 恵 ガセリ菌SP株ヨーグルト

35kcal **糖質4.8**g

1個=100g

たんぱく質
3.7g
塩分
0.0~0.1g
脂質
0.0g
食物繊維
0.0g

雪印メグミルク ナチュレ恵 ブルーベリー

40kcal **糖質5.5**g

1個=70g

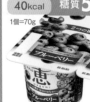

たんぱく質
2.7g
塩分
0.1g
脂質
0.8g
食物繊維
0.2g

雪印メグミルク ナチュレ恵 いちご

43kcal **糖質6.0**g

1個=70g

たんぱく質
2.8g
塩分
0.1g
脂質
0.8g
食物繊維
0.1g

雪印メグミルク ナチュレ恵 7種のフルーツミックス

41kcal **糖質5.5**g

1個=70g

たんぱく質
2.8g
塩分
0.09g
脂質
0.8g
食物繊維
0.1g

雪印メグミルク ナチュレ恵 ベリーミックス

43kcal **糖質6.0**g

1個=70g

たんぱく質
2.8g
塩分
0.09g
脂質
0.8g
食物繊維
0.1g

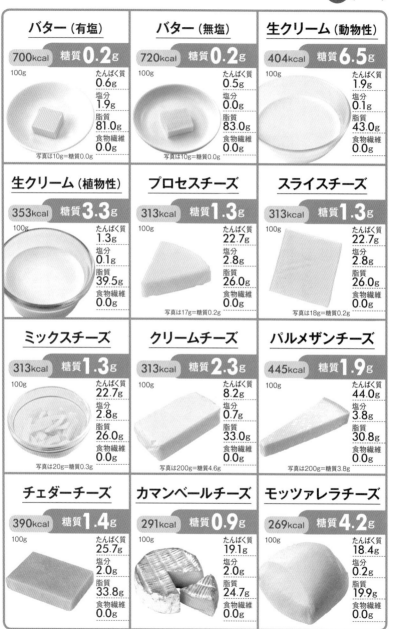

バター（有塩）

700kcal 糖質 **0.2**g

100g

たんぱく質 **0.6**g

塩分 **1.9**g

脂質 **81.0**g

食物繊維 **0.0**g

写真は10g=糖質0.0g

バター（無塩）

720kcal 糖質 **0.2**g

100g

たんぱく質 **0.5**g

塩分 **0.0**g

脂質 **83.0**g

食物繊維 **0.0**g

写真は10g=糖質0.0g

生クリーム（動物性）

404kcal 糖質 **6.5**g

100g

たんぱく質 **1.9**g

塩分 **0.1**g

脂質 **43.0**g

食物繊維 **0.0**g

生クリーム（植物性）

353kcal 糖質 **3.3**g

100g

たんぱく質 **1.3**g

塩分 **0.1**g

脂質 **39.5**g

食物繊維 **0.0**g

プロセスチーズ

313kcal 糖質 **1.3**g

100g

たんぱく質 **22.7**g

塩分 **2.8**g

脂質 **26.0**g

食物繊維 **0.0**g

写真は17g=糖質0.2g

スライスチーズ

313kcal 糖質 **1.3**g

100g

たんぱく質 **22.7**g

塩分 **2.8**g

脂質 **26.0**g

食物繊維 **0.0**g

写真は18g=糖質0.2g

ミックスチーズ

313kcal 糖質 **1.3**g

100g

たんぱく質 **22.7**g

塩分 **2.8**g

脂質 **26.0**g

食物繊維 **0.0**g

写真は20g=糖質0.3g

クリームチーズ

313kcal 糖質 **2.3**g

100g

たんぱく質 **8.2**g

塩分 **0.7**g

脂質 **33.0**g

食物繊維 **0.0**g

写真は200g=糖質4.6g

パルメザンチーズ

445kcal 糖質 **1.9**g

100g

たんぱく質 **44.0**g

塩分 **3.8**g

脂質 **30.8**g

食物繊維 **0.0**g

写真は200g=糖質3.8g

チェダーチーズ

390kcal 糖質 **1.4**g

100g

たんぱく質 **25.7**g

塩分 **2.0**g

脂質 **33.8**g

食物繊維 **0.0**g

カマンベールチーズ

291kcal 糖質 **0.9**g

100g

たんぱく質 **19.1**g

塩分 **2.0**g

脂質 **24.7**g

食物繊維 **0.0**g

モッツァレラチーズ

269kcal 糖質 **4.2**g

100g

たんぱく質 **18.4**g

塩分 **0.2**g

脂質 **19.9**g

食物繊維 **0.0**g

カッテージチーズ

99kcal 糖質 **1.9**g

100g
たんぱく質 13.3g
塩分 1.0g
脂質 4.5g
食物繊維 0.0g

写真が50g＝糖質1.0g

ブルーチーズ

326kcal 糖質 **1.0**g

100g
たんぱく質 18.8g
塩分 3.8g
脂質 29.0g
食物繊維 0.0g

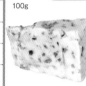

粉チーズ

445kcal 糖質 **1.9**g

100g
たんぱく質 44.0g
塩分 3.8g
脂質 30.8g
食物繊維 0.0g

写真が20g＝糖質0.4g

雪印メグミルク とろけるスライス

60kcal 糖質 **0.0-0.4**g

1枚＝約18g
たんぱく質 4.1g
塩分 0.3g
脂質 4.7g
食物繊維 0.0g

雪印メグミルク 雪印北海道100 マスカルポーネ

349kcal 糖質 **0.0~0.5**g

1個＝100g
たんぱく質 1.9g
塩分 0.0~0.1g
脂質 32.8g
食物繊維 0.2g

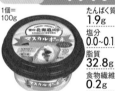

雪印メグミルク さけるチーズ プレーン

80kcal 糖質 **0.0~0.9**g

1本＝25g
たんぱく質 6.8g
塩分 0.49g
脂質 5.7g
食物繊維 0.0g

雪印メグミルク さけるチーズ スモーク味

80kcal 糖質 **0.0-0.9**g

1本＝25g
たんぱく質 6.8g
塩分 0.49g
脂質 5.7g
食物繊維 0.0g

クラフト 小さなチーズケーキ レアチーズケーキ

52kcal 糖質 **1.97**g

1個17g
たんぱく質 1.3g
塩分 0.12g
脂質 4.3g
食物繊維 0.24g

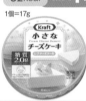

クラフト 小さなチーズケーキ ブルーベリー

54kcal 糖質 **2.44**g

1個17g
たんぱく質 1.0g
塩分 0.1g
脂質 4.4g
食物繊維 0.26g

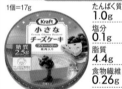

COLUMN

乳製品の栄養価

　乳製品は、糖質は低めで、たんぱく質やカルシウムが豊富です。ヨーグルトは腸内の善玉菌を増やし、チーズは牛乳の栄養分が凝縮された食品なので、おやつ代わりにおすすめ。ただし、脂質も多いので、とりすぎには注意して。

おすすめ低糖質おやつ

プレーン ヨーグルト100g 糖質 **4.9**g

＋

ブルーベリー 20g 糖質 **1.9**g

＋

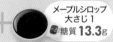
メープルシロップ 大さじ1 糖質 **13.3**g

ひと目でわかる

低糖質食材

調味料・油脂

※大さじ1または1片あたり

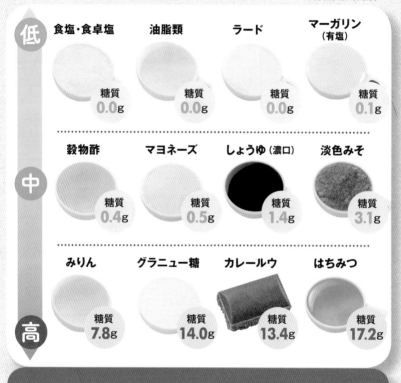

低

食塩・食卓塩
糖質
0.0g

油脂類
糖質
0.0g

ラード
糖質
0.0g

マーガリン（有塩）
糖質
0.1g

中

穀物酢
糖質
0.4g

マヨネーズ
糖質
0.5g

しょうゆ（濃口）
糖質
1.4g

淡色みそ
糖質
3.1g

高

みりん
糖質
7.8g

グラニュー糖
糖質
14.0g

カレールウ
糖質
13.4g

はちみつ
糖質
17.2g

選ぶポイント

砂糖やはちみつなどの糖類はもちろん、市販のカレールウやテンメンジャン、コチュジャンなどの調味料も糖質が高めです。植物油、ラード、マーガリンなどの油脂類は、糖質はゼロですが、脂質が多いので、とりすぎには注意しましょう。

調味料・油脂

調味料・油脂

糖質だけを見ると低いものが多いですが、脂質量や塩分量もチェックしましょう。

食塩

0kcal 糖質 **0.0**g

大さじ1＝18g

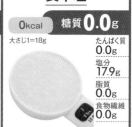

たんぱく質 0.0g
塩分 17.9g
脂質 0.0g
食物繊維 0.0g

食卓塩

0kcal 糖質 **0.0**g

大さじ1＝18g

たんぱく質 0.0g
塩分 17.9g
脂質 0.0g
食物繊維 0.0g

しょうゆ（濃口）

14kcal 糖質 **1.4**g

大さじ1＝18g

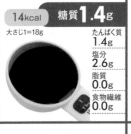

たんぱく質 1.4g
塩分 2.6g
脂質 0.0g
食物繊維 0.0g

しょうゆ（薄口）

11kcal 糖質 **1.0**g

大さじ1＝18g

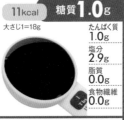

たんぱく質 1.0g
塩分 2.9g
脂質 0.0g
食物繊維 0.0g

めんつゆ（ストレート）

8kcal 糖質 **1.6**g

大さじ1＝18g

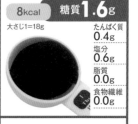

たんぱく質 0.4g
塩分 0.6g
脂質 0.0g
食物繊維 0.0g

白だし

12kcal 糖質 **2.2**g

大さじ1＝18g

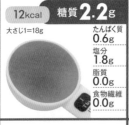

たんぱく質 0.6g
塩分 1.8g
脂質 0.0g
食物繊維 0.0g

料理酒

13kcal 糖質 **0.7**g

大さじ1＝15g

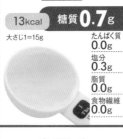

たんぱく質 0.0g
塩分 0.3g
脂質 0.0g
食物繊維 0.0g

みりん

43kcal 糖質 **7.8**g

大さじ1＝18g

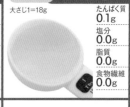

たんぱく質 0.1g
塩分 0.0g
脂質 0.0g
食物繊維 0.0g

淡色みそ

33kcal 糖質 **3.1**g

大さじ1＝18g

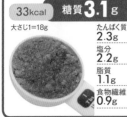

たんぱく質 2.3g
塩分 2.2g
脂質 1.1g
食物繊維 0.9g

八丁みそ

32kcal 糖質 **3.1**g

大さじ1＝18g

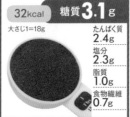

たんぱく質 2.4g
塩分 2.3g
脂質 1.0g
食物繊維 0.7g

テンメンジャン

52kcal 糖質 **7.4**g

大さじ1＝21g

たんぱく質 1.8g
塩分 1.5g
脂質 1.6g
食物繊維 0.7g

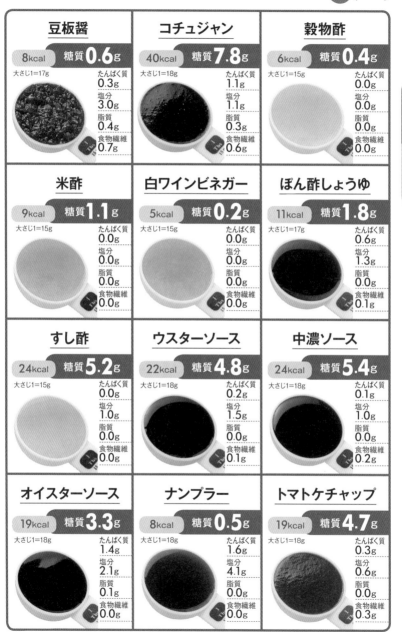

豆板醤

8kcal　糖質 **0.6**g

大さじ1=17g

たんぱく質 0.3g
塩分 3.0g
脂質 0.4g
食物繊維 0.7g

コチュジャン

40kcal　糖質 **7.8**g

大さじ1=18g

たんぱく質 1.1g
塩分 1.1g
脂質 0.3g
食物繊維 0.6g

穀物酢

6kcal　糖質 **0.4**g

大さじ1=15g

たんぱく質 0.0g
塩分 0.0g
脂質 0.0g
食物繊維 0.0g

米酢

9kcal　糖質 **1.1**g

大さじ1=15g

たんぱく質 0.0g
塩分 0.0g
脂質 0.0g
食物繊維 0.0g

白ワインビネガー

5kcal　糖質 **0.2**g

大さじ1=15g

たんぱく質 0.0g
塩分 0.0g
脂質 0.0g
食物繊維 0.0g

ぽん酢しょうゆ

11kcal　糖質 **1.8**g

大さじ1=17g

たんぱく質 0.6g
塩分 1.3g
脂質 0.0g
食物繊維 0.1g

すし酢

24kcal　糖質 **5.2**g

大さじ1=15g

たんぱく質 0.0g
塩分 1.0g
脂質 0.0g
食物繊維 0.0g

ウスターソース

22kcal　糖質 **4.8**g

大さじ1=18g

たんぱく質 0.2g
塩分 1.5g
脂質 0.0g
食物繊維 0.1g

中濃ソース

24kcal　糖質 **5.4**g

大さじ1=18g

たんぱく質 0.1g
塩分 1.0g
脂質 0.0g
食物繊維 0.2g

オイスターソース

19kcal　糖質 **3.3**g

大さじ1=18g

たんぱく質 1.4g
塩分 2.1g
脂質 0.1g
食物繊維 0.0g

ナンプラー

8kcal　糖質 **0.5**g

大さじ1=18g

たんぱく質 1.6g
塩分 4.1g
脂質 0.0g
食物繊維 0.0g

トマトケチャップ

19kcal　糖質 **4.7**g

大さじ1=18g

たんぱく質 0.3g
塩分 0.6g
脂質 0.0g
食物繊維 0.3g

調味料・油脂

調味料・油脂

スイートチリソース

20kcal 糖質**4.5**g

大さじ1=20g

たんぱく質 0.1g
塩分 0.3g
脂質 0.0g
食物繊維 0.1g

焼き肉のたれ

30kcal 糖質**5.7**g

大さじ1=18g

たんぱく質 0.8g
塩分 1.5g
脂質 0.4g
食物繊維 0.1g

カレー粉

20kcal 糖質**1.6**g

大さじ1=6g

たんぱく質 0.8g
塩分 0.0g
脂質 0.7g
食物繊維 2.2g

カレールウ

166kcal 糖質**13.4**g

1片=35g

たんぱく質 2.3g
塩分 3.7g
脂質 11.9g
食物繊維 2.2g

七味唐辛子

24kcal 糖質**3.6**g

大さじ1=6g

たんぱく質 0.6g
塩分 0.0g
脂質 1.2g
食物繊維 0.0g

ねり辛子

47kcal 糖質**6.0**g

大さじ1=15g

たんぱく質 0.9g
塩分 1.1g
脂質 2.2g
食物繊維 0.0g

ねりわさび

40kcal 糖質**6.0**g

大さじ1=15g

たんぱく質 0.5g
塩分 0.9g
脂質 1.5g
食物繊維 0.0g

ゆずこしょう

7kcal 糖質**0.6**g

大さじ1=18g

たんぱく質 0.2g
塩分 4.5g
脂質 0.1g
食物繊維 1.1g

粒マスタード

34kcal 糖質**1.9**g

大さじ1=15g

たんぱく質 1.1g
塩分 0.6g
脂質 2.4g
食物繊維 0.0g

チリペッパーソース

9kcal 糖質**1.9**g

大さじ1=15g

たんぱく質 0.1g
塩分 0.2g
脂質 0.1g
食物繊維 0.0g

コンソメ（顆粒）

21kcal 糖質**3.8**g

大さじ1=9g

たんぱく質 0.6g
塩分 3.9g
脂質 0.4g
食物繊維 0.0g

鶏がらスープの素

21kcal 糖質**4.5**g

大さじ1=9g

たんぱく質 0.4g
塩分 3.9g
脂質 0.1g
食物繊維 0.0g

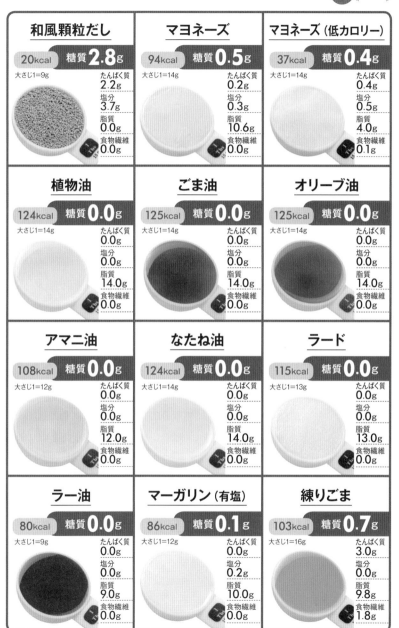

和風顆粒だし

20kcal 糖質 **2.8**g

大さじ1=9g
たんぱく質 2.2g
塩分 3.7g
脂質 0.0g
食物繊維 0.0g

マヨネーズ

94kcal 糖質 **0.5**g

大さじ1=14g
たんぱく質 0.2g
塩分 0.3g
脂質 10.6g
食物繊維 0.0g

マヨネーズ（低カロリー）

37kcal 糖質 **0.4**g

大さじ1=14g
たんぱく質 0.4g
塩分 0.5g
脂質 4.0g
食物繊維 0.1g

植物油

124kcal 糖質 **0.0**g

大さじ1=14g
たんぱく質 0.0g
塩分 0.0g
脂質 14.0g
食物繊維 0.0g

ごま油

125kcal 糖質 **0.0**g

大さじ1=14g
たんぱく質 0.0g
塩分 0.0g
脂質 14.0g
食物繊維 0.0g

オリーブ油

125kcal 糖質 **0.0**g

大さじ1=14g
たんぱく質 0.0g
塩分 0.0g
脂質 14.0g
食物繊維 0.0g

アマニ油

108kcal 糖質 **0.0**g

大さじ1=12g
たんぱく質 0.0g
塩分 0.0g
脂質 12.0g
食物繊維 0.0g

なたね油

124kcal 糖質 **0.0**g

大さじ1=14g
たんぱく質 0.0g
塩分 0.0g
脂質 14.0g
食物繊維 0.0g

ラード

115kcal 糖質 **0.0**g

大さじ1=13g
たんぱく質 0.0g
塩分 0.0g
脂質 13.0g
食物繊維 0.0g

ラー油

80kcal 糖質 **0.0**g

大さじ1=9g
たんぱく質 0.0g
塩分 0.0g
脂質 9.0g
食物繊維 0.0g

マーガリン（有塩）

86kcal 糖質 **0.1**g

大さじ1=12g
たんぱく質 0.0g
塩分 0.2g
脂質 10.0g
食物繊維 0.0g

練りごま

103kcal 糖質 **0.7**g

大さじ1=16g
たんぱく質 3.0g
塩分 0.0g
脂質 9.8g
食物繊維 1.8g

調味料・油脂 調味料・油脂

上白糖

39kcal 糖質 **9.9**g

大さじ1=10g

たんぱく質
0.0g

塩分
0.0g

脂質
0.0g

食物繊維
0.0g

グラニュー糖

55kcal 糖質 **14.0**g

大さじ1=14g

たんぱく質
0.0g

塩分
0.0g

脂質
0.0g

食物繊維
0.0g

三温糖

35kcal 糖質 **8.9**g

大さじ1=9g

たんぱく質
0.0g

塩分
0.0g

脂質
0.0g

食物繊維
0.0g

スティックシュガー

16kcal 糖質 **4.0**g

1本=4g

たんぱく質
0.0g

塩分
0.0g

脂質
0.0g

食物繊維
0.0g

角砂糖

12kcal 糖質 **3.0**g

1個=3g

たんぱく質
0.0g

塩分
0.0g

脂質
0.0g

食物繊維
0.0g

水あめ

72kcal 糖質 **17.9**g

大さじ1=21g

たんぱく質
0.0g

塩分
0.0g

脂質
0.0g

食物繊維
0.0g

黒糖

32kcal 糖質 **8.1**g

1片=9g

たんぱく質
0.2g

塩分
0.0g

脂質
0.0g

食物繊維
0.0g

はちみつ

69kcal 糖質 **17.2**g

大さじ1=21g

たんぱく質
0.1g

塩分
0.0g

脂質
0.0g

食物繊維
0.0g

メープルシロップ

53kcal 糖質 **13.3**g

大さじ1=20g

たんぱく質
0.0g

塩分
0.0g

脂質
0.0g

食物繊維
0.0g

黒蜜

42kcal 糖質 **10.6**g

大さじ1=21g

たんぱく質
0.2g

塩分
0.0g

脂質
0.0g

食物繊維
0.0g

ガムシロップ

56kcal 糖質 **14.3**g

大さじ1=21g

たんぱく質
0.0g

塩分
0.0g

脂質
0.0g

食物繊維
0.0g

いちごジャム

53kcal 糖質 **13.0**g

大さじ1=21g

たんぱく質
0.1g

塩分
0.0g

脂質
0.0g

食物繊維
0.3g

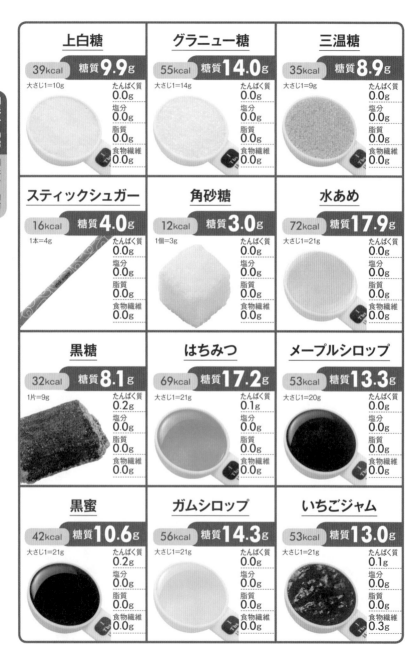

ブルーベリージャム

37kcal	糖質 **8.3**g
大さじ1=21g	たんぱく質 0.1g
	塩分 0.0g
	脂質 0.1g
	食物繊維 0.9g

オレンジマーマレード

47kcal	糖質 **12.5**g
大さじ1=20g	たんぱく質 0.0g
	塩分 0.0g
	脂質 0.0g
	食物繊維 0.1g

ピーナッツバター

102kcal	糖質 **2.9**g
大さじ1=17g	たんぱく質 3.5g
	塩分 0.2g
	脂質 8.6g
	食物繊維 1.3g

和風ドレッシング

27kcal	糖質 **1.4**g
大さじ1=15g	たんぱく質 0.3g
	塩分 0.5g
	脂質 2.2g
	食物繊維 0.0g

ごまドレッシング

60kcal	糖質 **2.1**g
大さじ1=15g	たんぱく質 0.4g
	塩分 0.7g
	脂質 5.7g
	食物繊維 0.1g

フレンチドレッシング

50kcal	糖質 **1.9**g
大さじ1=15g	たんぱく質 0.0g
	塩分 0.9g
	脂質 4.7g
	食物繊維 0.0g

サウザンアイランドドレッシング

59kcal	糖質 **1.9**g
大さじ1=15g	たんぱく質 0.0g
	塩分 0.5g
	脂質 5.9g
	食物繊維 0.1g

オニオンドレッシング

32kcal	糖質 **2.0**g
大さじ1=15g	たんぱく質 0.4g
	塩分 0.7g
	脂質 2.5g
	食物繊維 0.1g

ノンオイル青じそドレッシング

7kcal	糖質 **1.4**g
大さじ1=15g	たんぱく質 0.4g
	塩分 0.8g
	脂質 0.0g
	食物繊維 0.0g

ノンオイルごまドレッシング

14kcal	糖質 **2.1**g
大さじ1=15g	たんぱく質 0.3g
	塩分 0.6g
	脂質 0.3g
	食物繊維 0.2g

ノンオイルイタリアンドレッシング

15kcal	糖質 **3.2**g
大さじ1=15g	たんぱく質 0.2g
	塩分 0.9g
	脂質 0.0g
	食物繊維 0.1g

ノンオイル中華ドレッシング

13kcal	糖質 **2.3**g
大さじ1=15g	たんぱく質 0.5g
	塩分 1.0g
	脂質 0.1g
	食物繊維 0.1g

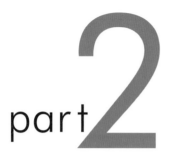

part 2

家庭料理編

主食、主菜、副菜、汁ものまで、
定番の料理をすべてそろえました。
主材料と、そのグラム数を表記しているので、
買い物や料理をする際の材料選びに役立ちます。

ひと目でわかる
低糖質料理
主食

※1食分あたり

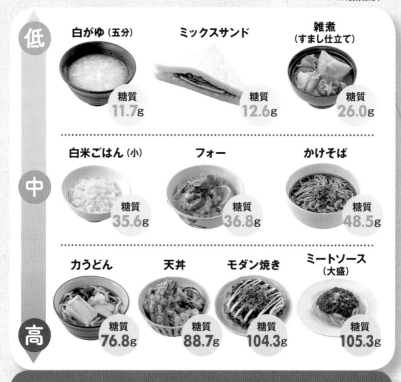

低

白がゆ（五分）
糖質 **11.7**g

ミックスサンド
糖質 **12.6**g

雑煮（すまし仕立て）
糖質 **26.0**g

中

白米ごはん（小）
糖質 **35.6**g

フォー
糖質 **36.8**g

かけそば
糖質 **48.5**g

力うどん
糖質 **76.8**g

天丼
糖質 **88.7**g

モダン焼き
糖質 **104.3**g

ミートソース（大盛）
糖質 **105.3**g

高

**選ぶ
ポイント**

糖質量を減らすには、ごはんや麺などは少なめに盛る、天ぷらやフライなどの衣がついているものをトッピングしない、砂糖やみりん、ルウを使ったものを選ばないのがポイント。塩味やすまし仕立てのものがおすすめです。

主食

ごはん
もの

白米はでんぷんが多く、糖質が高い食材。玄米や雑穀米など、未精製のものを選んで。

白米ごはん (小)

156kcal **糖質35.6**g

100g

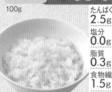

たんぱく質	2.5g
塩分	0.0g
脂質	0.3g
食物繊維	1.5g

白米ごはん (中)

234kcal **糖質53.4**g

150g

たんぱく質	3.8g
塩分	0.0g
脂質	0.5g
食物繊維	2.3g

白米ごはん (大)

390kcal **糖質89.0**g

250g

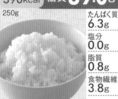

たんぱく質	6.3g
塩分	0.0g
脂質	0.8g
食物繊維	3.8g

玄米ごはん

228kcal **糖質51.3**g

150g

たんぱく質	4.2g
塩分	0.0g
脂質	1.5g
食物繊維	2.1g

八穀米ごはん

215kcal **糖質52.7**g

150g

たんぱく質	4.4g
塩分	0.0g
脂質	0.8g
食物繊維	0.5g

十六穀米ごはん

238kcal **糖質52.0**g

150g

たんぱく質	4.7g
塩分	0.0g
脂質	1.1g
食物繊維	0.7g

白米ごはん+生卵

305kcal **糖質53.6**g

ごはん150g
卵50g

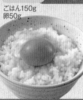

たんぱく質	9.9g
塩分	0.2g
脂質	5.6g
食物繊維	2.3g

白米ごはん+納豆

329kcal **糖質56.1**g

ごはん150g
納豆50g

たんぱく質	12.0g
塩分	0.0g
脂質	5.5g
食物繊維	5.6g

白がゆ (五分)

50kcal **糖質11.7**g

150g

たんぱく質	0.8g
塩分	0.0g
脂質	0.2g
食物繊維	0.2g

白がゆ (全がゆ)

98kcal **糖質23.4**g

150g

たんぱく質	1.7g
塩分	0.0g
脂質	0.2g
食物繊維	0.2g

卵がゆ

200kcal **糖質29.3**g

ごはん80g 卵50g

たんぱく質	8.7g
塩分	1.4g
脂質	5.3g
食物繊維	1.2g

かに雑炊

241kcal 糖質**29.4**g

ごはん80g かに50g

たんぱく質
17.7g

塩分
1.8g

脂質
6.3g

食物繊維
1.3g

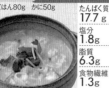

鮭茶漬け

304kcal 糖質**53.5**g

ごはん150g 鮭40g

たんぱく質
15.6g

塩分
0.1g

脂質
3.0g

食物繊維
2.4g

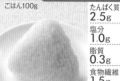

塩むすび

156kcal 糖質**35.6**g

ごはん100g

たんぱく質
2.5g

塩分
1.0g

脂質
0.3g

食物繊維
1.5g

おにぎり(梅)

181kcal 糖質**40.3**g

ごはん100g 梅干し25g

たんぱく質
3.3g

塩分
2.9g

脂質
0.5g

食物繊維
2.5g

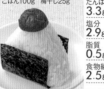

おにぎり(鮭)

191kcal 糖質**35.7**g

ごはん100g 鮭20g

たんぱく質
8.7g

塩分
1.0g

脂質
1.4g

食物繊維
1.9g

おにぎり(明太子)

171kcal 糖質**35.9**g

ごはん100g 明太子10g

たんぱく質
5.0g

塩分
1.6g

脂質
0.7g

食物繊維
1.9g

おにぎり(昆布)

167kcal 糖質**37.0**g

ごはん100g 昆布5g

たんぱく質
3.2g

塩分
1.4g

脂質
0.4g

食物繊維
2.2g

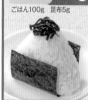

おにぎり(ツナマヨ)

221kcal 糖質**35.8**g

ごはん100g ツナ15g

たんぱく質
5.8g

塩分
1.2g

脂質
6.2g

食物繊維
1.9g

おにぎり(おかか)

167kcal 糖質**36.0**g

ごはん100g かつおぶし1.5g

たんぱく質
4.4g

塩分
1.6g

脂質
0.4g

食物繊維
1.9g

焼きおにぎり

166kcal 糖質**39.1**g

ごはん100g

たんぱく質
3.1g

塩分
1.0g

脂質
0.3g

食物繊維
0.4g

鶏の炊き込みごはん

402kcal 糖質**68.9**g

ごはん150g 鶏もも肉40g

たんぱく質
13.3g

塩分
2.1g

脂質
7.4g

食物繊維
1.7g

きのこごはん

270kcal 糖質**58.5**g

ごはん150g きのこ30g

たんぱく質
5.9g

塩分
0.6g

脂質
0.8g

食物繊維
1.6g

主食

ごはんもの

たけのこごはん

281kcal 糖質 **54.7**g

ごはん150g　たけのこ50g

たんぱく質
7.5g

塩分
1.4g

脂質
2.9g

食物繊維
4.0g

栗ごはん

397kcal 糖質 **87.5**g

ごはん150g　栗60g

たんぱく質
7.0g

塩分
0.9g

脂質
1.2g

食物繊維
3.3g

山菜ごはん

255kcal 糖質 **56.2**g

ごはん150g　山菜30g

たんぱく質
4.7g

塩分
1.7g

脂質
0.6g

食物繊維
3.4g

グリーンピースごはん

308kcal 糖質 **67.1**g

ごはん150g
グリーンピース15g

たんぱく質
6.3g

塩分
1.4g

脂質
0.8g

食物繊維
1.9g

中華ちまき

261kcal 糖質 **40.8**g

1個150g

たんぱく質
8.9g

塩分
1.7g

脂質
8.3g

食物繊維
0.8g

赤飯

304kcal 糖質 **65.0**g

もち米150g　ささげ(乾)10g

たんぱく質
7.6g

塩分
0.7g

脂質
1.3g

食物繊維
2.3g

牛丼

532kcal 糖質 **81.0**g

ごはん200g
牛丼の具180g

たんぱく質
12.4g

塩分
2.0g

脂質
17.5g

食物繊維
4.9g

卵丼

429kcal 糖質 **79.9**g

ごはん200g　卵50g

たんぱく質
12.6g

塩分
1.1g

脂質
5.8g

食物繊維
4.1g

親子丼

494kcal 糖質 **80.5**g

ごはん200g
親子丼の具180g

たんぱく質
20.1g

塩分
1.8g

脂質
10.0g

食物繊維
3.8g

カツ丼

864kcal 糖質 **89.0**g

ごはん200g
とんカツ100g

たんぱく質
34.7g

塩分
2.8g

脂質
41.8g

食物繊維
4.4g

天丼

626kcal 糖質 **88.7**g

ごはん200g　天ぷら160g

たんぱく質
24.0g

塩分
1.6g

脂質
18.6g

食物繊維
5.1g

うな丼

691kcal 糖質 **81.3**g

ごはん200g　うなぎ120g

たんぱく質
33.4g

塩分
3.1g

脂質
25.8g

食物繊維
3.0g

鉄火丼

465kcal 糖質**77.2**g

ごはん200g まぐろ120g

たんぱく質 32.7g
塩分 2.9g
脂質 1.4g
食物繊維 3.3g

いくら丼

457kcal 糖質**74.3**g

ごはん200g いくら50g

たんぱく質 21.8g
塩分 2.0g
脂質 8.4g
食物繊維 3.1g

中華丼

473kcal 糖質**81.1**g

ごはん200g シーフード25g

たんぱく質 14.6g
塩分 4.1g
脂質 8.7g
食物繊維 7.0g

ビビンパ

682kcal 糖質**78.2**g

ごはん200g
牛肩ロース肉50g

たんぱく質 18.4g
塩分 4.7g
脂質 33.1g
食物繊維 5.1g

天津丼

526kcal 糖質**76.9**g

ごはん200g 卵75g

たんぱく質 20.5g
塩分 1.6g
脂質 14.5g
食物繊維 4.9g

きじ焼き丼

603kcal 糖質**78.7**g

ごはん200g 鶏もも肉80g

たんぱく質 25.4g
塩分 2.7g
脂質 20.2g
食物繊維 3.0g

ポークカレー

443kcal 糖質**65.6**g

ごはん150g
ポークカレー180g

たんぱく質 8.8g
塩分 2.5g
脂質 15.9g
食物繊維 3.9g

チキンカレー

470kcal 糖質**66.4**g

ごはん150g
チキンカレー180g

たんぱく質 13.8g
塩分 2.5g
脂質 16.3g
食物繊維 4.4g

ビーフカレー

448kcal 糖質**66.3**g

ごはん150g
ビーフカレー180g

たんぱく質 8.1g
塩分 3.1g
脂質 16.7g
食物繊維 3.9g

カツカレー

851kcal 糖質**74.8**g

ごはん150g とんカツ100g

たんぱく質 27.7g
塩分 2.4g
脂質 51.2g
食物繊維 5.4g

キーマカレー

520kcal 糖質**60.3**g

ごはん150g
合いびき肉75g

たんぱく質 18.3g
塩分 1.1g
脂質 22.1g
食物繊維 5.5g

グリーンカレー

864kcal 糖質**73.2**g

ごはん150g 鶏もも肉60g

たんぱく質 22.1g
塩分 4.5g
脂質 54.7g
食物繊維 5.1g

主食 ごはんもの

ハヤシライス

550kcal **糖質72.0**g

ごはん150g 牛もも肉50g

たんぱく質 18.4g
塩分 1.5g
脂質 19.4g
食物繊維 5.2g

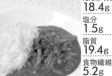

チャーハン

415kcal **糖質55.9**g

ごはん150g 焼き豚30g

たんぱく質 13.0g
塩分 2.1g
脂質 15.6g
食物繊維 2.6g

ガパオライス

657kcal **糖質65.1**g

ごはん150g 豚ひき肉120g

たんぱく質 31.8g
塩分 4.6g
脂質 32.0g
食物繊維 5.0g

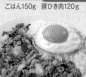

えびピラフ

365kcal **糖質71.5**g

1食分250g

たんぱく質 8.3g
塩分 3.5g
脂質 5.8g
食物繊維 3.0g

チキンライス

453kcal **糖質65.2**g

ごはん150g 鶏もも肉50g

たんぱく質 13.3g
塩分 2.2g
脂質 15.7g
食物繊維 3.7g

オムライス

488kcal **糖質66.6**g

ごはん150g 卵50g

たんぱく質 17.4g
塩分 2.5g
脂質 17.3g
食物繊維 3.3g

チキンドリア

590kcal **糖質66.5**g

ごはん150g 鶏むね肉50g

たんぱく質 32.3g
塩分 1.9g
脂質 23.1g
食物繊維 3.4g

チーズリゾット

382kcal **糖質56.7**g

米70g
パルメザンチーズ15g

たんぱく質 11.3g
塩分 1.6g
脂質 12.6g
食物繊維 0.7g

トマトリゾット

388kcal **糖質59.9**g

米70g 鶏もも肉40g

たんぱく質 14.0g
塩分 1.5g
脂質 10.5g
食物繊維 3.0g

パエリア

517kcal **糖質69.3**g

米80g えび50g

たんぱく質 24.1g
塩分 1.6g
脂質 15.5g
食物繊維 2.2g

雑煮（すまし仕立て）

159kcal **糖質26.0**g

もち50g 鶏もも肉20g

たんぱく質 6.4g
塩分 1.7g
脂質 3.2g
食物繊維 1.0g

いそべ焼き

231kcal **糖質50.8**g

もち100g

たんぱく質 4.9g
塩分 0.9g
脂質 0.6g
食物繊維 0.9g

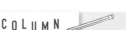

COLUMN

各栄養素のめやす量

カロリー

年齢、性別、身体活動レベルにより異なります。下記の表を参照してください。

身体活動レベルの活動内容

レベルI (低い)	生活の大部分が座位で、静的活動が中心の場合
レベルII (ふつう)	座位中心の仕事だが、職場内での移動や立位での作業・接客等、あるいは通勤・買物・家事、軽いスポーツ等を含む場合
レベルIII (高い)	移動や立位の多い仕事への従事者。あるいは、スポーツなど余暇における活発な運動習慣をもっている場合

推定エネルギー必要量 （kcal/日）

年齢	性別	レベルI (低い)	レベルII (ふつう)	レベルIII (高い)
18〜29 (歳)	男	2,300	2,650	3,050
	女	1,700	2,000	2,300
30〜49 (歳)	男	2,300	2,700	3,050
	女	1,750	2,050	2,350
50〜64 (歳)	男	2,200	2,600	2,950
	女	1,650	1,950	2,250

（厚生労働省 日本人の食事摂取基準2020年版より）

たんぱく質

たんぱく質は18〜49歳は1日の総カロリーの13〜20％、50〜64歳は14〜20％がめやす。p.8のA子さんの場合なら、1日44.6〜68.6gが適正量です。

（厚生労働省 日本人の食事摂取基準2020年版より）

脂質

脂質は1日の**総カロリーの約25％（20〜30％の範囲）**が理想です。

〈A子さん(45歳 身長158cm デスクワーク)の場合〉

$54.9_{kg} × 25_{kcal} × 0.25_g ÷ 9 = 38.1_g$

目標体重 × 活動量 × 脂質の割合(0.25)÷脂質のカロリー(9kcal)=脂質量のめやす
※目標体重、活動量はp.7を参照

（厚生労働省 日本人の食事摂取基準2020年版より）

塩分 (ナトリウム)

健康な成人男性の場合は、1日に7.5g未満、女性は6.5g未満。高血圧の治療を要する人や腎臓疾患患者の場合は、6g未満が適量とされています。

（厚生労働省 日本人の食事摂取基準2020年版より）

食物繊維

食物繊維の理想摂取量は、成人男性は**1日に21g以上**、女性は**18g以上**です。野菜や海藻、乾物などでしっかり摂るようにしましょう。

（厚生労働省 日本人の食事摂取基準2020年版より）

うどん・そば

主食

具だくさんのものを選んで。スープやつけ汁は糖質が高いので、残すようにしましょう。

かけうどん

215kcal 糖質 **45.7**g

うどん（ゆで）200g

たんぱく質	6.4g
塩分	3.1g
脂質	0.8g
食物繊維	2.6g

ざるうどん

240kcal 糖質 **47.8**g

うどん（ゆで）200g

たんぱく質	7.6g
塩分	3.4g
脂質	0.9g
食物繊維	3.9g

きつねうどん

297kcal 糖質 **47.8**g

うどん（ゆで）200g
油揚げ20g

たんぱく質	11.8g
塩分	3.9g
脂質	5.6g
食物繊維	2.9g

たぬきうどん

343kcal 糖質 **54.3**g

うどん（ゆで）200g
揚げ玉15g

たんぱく質	9.6g
塩分	3.9g
脂質	8.1g
食物繊維	3.9g

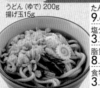

天ぷらうどん

340kcal 糖質 **50.8**g

うどん（ゆで）200g
えび天50g

たんぱく質	18.2g
塩分	4.1g
脂質	6.1g
食物繊維	3.2g

肉うどん

410kcal 糖質 **52.0**g

うどん（ゆで）200g
牛バラ肉40g

たんぱく質	12.9g
塩分	3.2g
脂質	16.6g
食物繊維	3.5g

カレーうどん

451kcal 糖質 **60.6**g

うどん（ゆで）200g
豚バラ肉25g

たんぱく質	11.3g
塩分	5.0g
脂質	16.4g
食物繊維	5.2g

力うどん

362kcal 糖質 **76.8**g

うどん（ゆで）200g
もち50g

たんぱく質	10.9g
塩分	6.0g
脂質	1.2g
食物繊維	3.3g

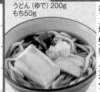

鍋焼きうどん

412kcal 糖質 **50.1**g

うどん（ゆで）200g
えび天50g

たんぱく質	25.5g
塩分	4.3g
脂質	11.5g
食物繊維	5.3g

焼きうどん

364kcal 糖質 **44.4**g

うどん（ゆで）200g
豚肩ロース肉40g

たんぱく質	13.8g
塩分	2.1g
脂質	14.6g
食物繊維	4.4g

かけそば

282kcal 糖質 **48.5**g

そば（ゆで）180g

たんぱく質	10.8g
塩分	2.9g
脂質	1.8g
食物繊維	5.4g

ざるそば

320kcal 糖質**53.0**g

そば（ゆで）180g

たんぱく質 11.1g
塩分 3.2g
脂質 2.4g
食物繊維 6.1g

天ぷら盛り合わせ

266kcal 糖質**11.3**g

えび天60g

たんぱく質 13.2g
塩分 0.3g
脂質 19.2g
食物繊維 1.7g

かき揚げ

286kcal 糖質**4.4**g

えび30g 玉ねぎ15g

たんぱく質 7.4g
塩分 0.1g
脂質 27.1g
食物繊維 0.6g

たぬきそば

386kcal 糖質**55.3**g

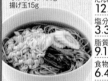

そば（ゆで）180g
揚げ玉15g

たんぱく質 12.9g
塩分 3.3g
脂質 9.1g
食物繊維 6.4g

月見そば

363kcal 糖質**49.7**g

そば（ゆで）180g 卵50g

たんぱく質 18.1g
塩分 4.4g
脂質 7.0g
食物繊維 5.5g

とろろそば

326kcal 糖質**56.7**g

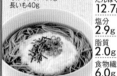

そば（ゆで）180g
長いも40g

たんぱく質 12.7g
塩分 2.9g
脂質 2.0g
食物繊維 6.0g

きつねそば

353kcal 糖質**54.9**g

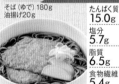

そば（ゆで）180g
油揚げ20g

たんぱく質 15.0g
塩分 5.7g
脂質 6.5g
食物繊維 5.4g

山菜そば

311kcal 糖質**52.0**g

そば（ゆで）180g
山菜60g

たんぱく質 13.3g
塩分 4.0g
脂質 2.0g
食物繊維 7.2g

天ぷらそば

388kcal 糖質**52.1**g

そば（ゆで）180g
えび天50g

たんぱく質 22.0g
塩分 3.3g
脂質 7.1g
食物繊維 5.8g

わかめそば

327kcal 糖質**59.2**g

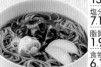

そば（ゆで）180g
わかめ（乾）2g

たんぱく質 13.4g
塩分 7.1g
脂質 1.9g
食物繊維 6.1g

鴨南蛮そば

474kcal 糖質**58.4**g

そば（ゆで）180g
合鴨50g

たんぱく質 19.9g
塩分 7.7g
脂質 16.3g
食物繊維 5.9g

冷やしおろしそば

307kcal 糖質**50.8**g

そば（ゆで）180g
大根おろし85g

たんぱく質 11.3g
塩分 2.0g
脂質 2.5g
食物繊維 9.8g

主食

うどん・そば

小麦粉を原料とした
中華麺や、米粉を原
料としたフォーやビー
フンは高糖質です。

しょうゆラーメン

387kcal 糖質 **65.1**g

中華麺（ゆで）230g
焼き豚25g

たんぱく質 20.3g
塩分 5.0g
脂質 3.5g
食物繊維 7.1g

塩ラーメン

363kcal 糖質 **62.6**g

中華麺（ゆで）230g
焼き豚25g

たんぱく質 18.9g
塩分 4.1g
脂質 3.5g
食物繊維 7.1g

みそラーメン

426kcal 糖質 **68.9**g

中華麺（ゆで）230g
焼き豚25g

たんぱく質 19.5g
塩分 5.8g
脂質 6.5g
食物繊維 8.1g

とんこつラーメン

434kcal 糖質 **69.9**g

中華麺（ゆで）230g
焼き豚25g

たんぱく質 21.1g
塩分 6.3g
脂質 7.4g
食物繊維 7.8g

チャーシューメン

424kcal 糖質 **65.5**g

中華麺（ゆで）230g
焼き豚50g

たんぱく質 24.8g
塩分 5.4g
脂質 5.6g
食物繊維 7.3g

タンメン

406kcal 糖質 **65.3**g

中華麺（ゆで）230g
野菜60g

たんぱく質 13.5g
塩分 3.4g
脂質 9.2g
食物繊維 7.9g

わかめラーメン

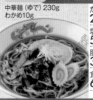

386kcal 糖質 **65.1**g

中華麺（ゆで）230g
わかめ10g

たんぱく質 20.3g
塩分 5.0g
脂質 3.5g
食物繊維 6.9g

つけ麺

600kcal 糖質 **77.1**g

中華麺（ゆで）230g
焼き豚25g

たんぱく質 23.9g
塩分 5.3g
脂質 20.1g
食物繊維 7.6g

冷やし中華

480kcal 糖質 **70.0**g

中華麺（ゆで）230g

たんぱく質 21.3g
塩分 5.8g
脂質 11.1g
食物繊維 7.1g

油そば

459kcal 糖質 **66.1**g

中華麺（ゆで）230g
焼き豚25g

たんぱく質 24.0g
塩分 3.6g
脂質 10.7g
食物繊維 7.5g

ソース焼きそば

430kcal 糖質 **58.0**g

中華蒸し麺150g

たんぱく質 13.4g
塩分 2.3g
脂質 16.4g
食物繊維 6.0g

ちゃんぽん

540kcal 糖質**74.9**g

中華麺（ゆで）230g
シーフードミックス25g

たんぱく質 25.4g
塩分 6.9g
脂質 14.3g
食物繊維 8.5g

かた焼きそば

589kcal 糖質**64.8**g

中華蒸し麺150g
豚バラ肉50g

たんぱく質 17.4g
塩分 5.2g
脂質 28.5g
食物繊維 7.9g

ジャージャー麺

490kcal 糖質**73.5**g

中華麺（ゆで）230g
豚ひき肉35g

たんぱく質 21.7g
塩分 4.6g
脂質 11.3g
食物繊維 9.5g

トッピング 煮たまご

103kcal 糖質**3.6**g

55g

たんぱく質 7.3g
塩分 1.2g
脂質 5.6g
食物繊維 0.0g

トッピング 焼き豚

22kcal 糖質**0.7**g

13g

たんぱく質 2.5g
塩分 0.3g
脂質 1.1g
食物繊維 0.0g

トッピング もやし（ゆで）

2kcal 糖質**0.2**g

20g

たんぱく質 0.3g
塩分 0.0g
脂質 0.0g
食物繊維 0.3g

替え玉（中華麺）

306kcal 糖質**60.7**g

中華麺（ゆで）230g

たんぱく質 11.3g
塩分 0.5g
脂質 1.4g
食物繊維 6.4g

冷やしそうめん

387kcal 糖質**82.1**g

そうめん（ゆで）300g

たんぱく質 11.4g
塩分 2.6g
脂質 1.2g
食物繊維 2.7g

きしめん

301kcal 糖質**58.2**g

きしめん（ゆで）200g

たんぱく質 11.8g
塩分 7.9g
脂質 2.1g
食物繊維 3.9g

フォー

198kcal 糖質**36.8**g

フォー（乾）60g

たんぱく質 10.8g
塩分 3.3g
脂質 0.6g
食物繊維 0.9g

担々麺

988kcal 糖質**71.4**g

中華麺（ゆで）230g
豚ひき肉50g

たんぱく質 36.4g
塩分 8.5g
脂質 59.5g
食物繊維 12.9g

ビーフン

315kcal 糖質**46.4**g

ビーフン（乾）50g
豚肩ロース肉20g

たんぱく質 8.9g
塩分 3.2g
脂質 9.9g
食物繊維 2.4g

運動について

運動の役割

　食事からの摂取エネルギーを減らすだけでは、基礎代謝が低下し、筋肉や骨の量も減ってしまうので、かえって太りやすくなることも。肥満改善のためには、運動も組み合わせることが大切です。

　運動をすると、ブドウ糖の利用が促されて血糖値が下がり、食べた分の糖質が燃焼されて、肥満の改善に役立ちます。

　また、**脂質の代謝**がよくなったり、**脳の活性化**、**肺や心臓の働きの向上**、**ストレス解消**に役立つなど、メリットもたくさんあります。

どのような運動をしたらよい?

　激しい運動ではなく、**早歩き**したり、**階段**を使ったり、軽い**ストレッチや筋トレ**を続けるとよいでしょう。軽い運動を続けることで、**代謝の衰え**や**高血圧**、**動脈硬化**が改善されていきます。

POINT 1　食後30分後に行う

血糖値が上がり始めるのは食後30分。このタイミングでウォーキングなどを行うと、高血糖状態が抑えられ、食べた分の糖質が燃焼されます。

POINT 2　有酸素運動＋無酸素運動

軽いウォーキングや水泳などの有酸素運動をすると、ブドウ糖の利用が促されて、血糖値が下がりやすくなります。また、軽い筋トレなどの無酸素運動は、筋肉量を増やして代謝をアップします。どちらもバランスよく組み合わせると効果的です。

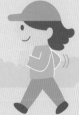

有酸素運動
・ウォーキング
・水泳　など

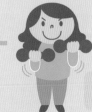

無酸素運動
・ストレッチ
・筋トレ　など

主食

パスタ・グラタン

全般的に高糖質です。麺よりも具材を先に食べると、糖質の吸収スピードがゆるやかに。

ペペロンチーノ

523kcal **糖質59.5g**

スパゲッティ（ゆで）200g
たんぱく質 12.1g
塩分 3.2g
脂質 26.0g
食物繊維 6.8g

ベーコン入りペペロンチーノ

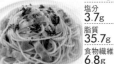

623kcal **糖質59.6g**

スパゲッティ（ゆで）200g
ベーコン25g
たんぱく質 15.3g
塩分 3.7g
脂質 35.7g
食物繊維 6.8g

ミートソース

516kcal **糖質76.1g**

スパゲッティ（ゆで）200g
牛ひき肉40g
たんぱく質 23.4g
塩分 4.3g
脂質 12.3g
食物繊維 8.6g

ミートソース（大盛）

666kcal **糖質105.3g**

スパゲッティ（ゆで）300g
牛ひき肉40g
たんぱく質 29.2g
塩分 5.5g
脂質 13.2g
食物繊維 11.6g

ボンゴレ

447kcal **糖質60.3g**

スパゲッティ（ゆで）200g
あさり30g
たんぱく質 13.9g
塩分 3.6g
脂質 14.1g
食物繊維 6.8g

ナポリタン

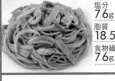

526kcal **糖質72.3g**

スパゲッティ（ゆで）200g
ロースハム30g
たんぱく質 18.6g
塩分 7.6g
脂質 18.5g
食物繊維 7.6g

カルボナーラ

849kcal **糖質63.9g**

スパゲッティ（ゆで）200g
生クリーム50g
たんぱく質 23.6g
塩分 3.7g
脂質 56.0g
食物繊維 6.4g

きのこスパゲッティ

476kcal **糖質62.9g**

スパゲッティ（ゆで）200g
きのこ60g
たんぱく質 16.1g
塩分 4.2g
脂質 17.7g
食物繊維 8.9g

たらこスパゲッティ

568kcal **糖質62.4g**

スパゲッティ（ゆで）200g
たらこ60g
たんぱく質 27.2g
塩分 5.9g
脂質 23.9g
食物繊維 7.2g

ペスカトーレ

540kcal **糖質67.3g**

スパゲッティ（ゆで）200g
シーフード80g
たんぱく質 26.1g
塩分 5.1g
脂質 14.7g
食物繊維 9.0g

大根おろしスパゲッティ

387kcal **糖質67.7g**

スパゲッティ（ゆで）200g
大根おろし100g
たんぱく質 19.5g
塩分 6.3g
脂質 2.3g
食物繊維 12.5g

ツナトマトクリームスパゲッティ

736kcal 糖質 **72.6**g

スパゲッティ（ゆで）200g
ツナ80g

たんぱく質 31.3g
塩分 4.0g
脂質 35.1g
食物繊維 9.5g

ペンネアラビアータ

534kcal 糖質 **65.2**g

ペンネ（ゆで）200g
トマト缶170g

たんぱく質 16.3g
塩分 3.6g
脂質 22.1g
食物繊維 9.1g

ペンネゴルゴンゾーラ

809kcal 糖質 **63.8**g

ペンネ（ゆで）200g
ブルーチーズ25g

たんぱく質 17.7g
塩分 3.4g
脂質 55.2g
食物繊維 6.3g

サーモンとほうれん草のクリームスパゲッティ

982kcal 糖質 **74.1**g

スパゲッティ（ゆで）200g
サーモン30g

たんぱく質 25.1g
塩分 4.4g
脂質 66.0g
食物繊維 8.6g

マカロニグラタン

448kcal 糖質 **42.5**g

マカロニ（ゆで）75g

たんぱく質 27.7g
塩分 2.9g
脂質 20.5g
食物繊維 3.2g

ラザニア

505kcal 糖質 **41.6**g

ラザニア（乾）30g
豚ひき肉45g

たんぱく質 22.1g
塩分 3.4g
脂質 28.1g
食物繊維 3.7g

チキンドリア

590kcal 糖質 **66.5**g

ごはん150g 鶏むね肉50g

たんぱく質 32.3g
塩分 1.9g
脂質 23.1g
食物繊維 3.4g

えびグラタン

384kcal 糖質 **33.6**g

1食300g

たんぱく質 16.5g
塩分 3.0
脂質 20.7g
食物繊維 2.7g

ポテトグラタン

300kcal 糖質 **22.1**g

じゃがいも170g

たんぱく質 15.0g
塩分 2.1g
脂質 14.6g
食物繊維 15.8g

COLUMN

麺料理の食べ方

麺料理は糖質が高いので、具が多いものを選び、麺は半分残すようにしましょう。ラーメンは、もやしなどをバランスよくトッピングし、パスタは、具だくさんのものにサラダをプラス。ラーメン＋ごはんなど、炭水化物をWで摂るのはNG！

麺を半分残すと （1食分あたり）

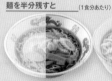

ラーメン
糖質 **30.4**gオフ

うどん
糖質 **20.3**gオフ

主食

パン

菓子パンは生地にも砂糖を使っていることが多いので、避けたほうがベター。

バタートースト

219kcal 糖質 **25.4**g

食パン60g　バター10g

たんぱく質 5.4g
塩分 0.9g
脂質 10.6g
食物繊維 2.5g

バタートースト ＋ ジャム

244kcal 糖質 **31.5**g

食パン60g　いちごジャム10g

たんぱく質 5.4g
塩分 0.9g
脂質 10.6g
食物繊維 2.7g

バタートースト ＋ はちみつ

235kcal 糖質 **29.5**g

食パン60g　はちみつ5g

たんぱく質 5.4g
塩分 0.9g
脂質 10.6g
食物繊維 2.5g

バタートースト ＋ ピーナッツバター

279kcal 糖質 **27.1**g

食パン60g
ピーナッツバター10g

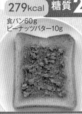

たんぱく質 7.5g
塩分 1.0g
脂質 15.6g
食物繊維 3.3g

フレンチトースト

388kcal 糖質 **39.0**g

食パン60g

たんぱく質 14.0g
塩分 1.2g
脂質 20.1g
食物繊維 2.5g

ガーリックトースト

246kcal 糖質 **33.4**g

フランスパン60g
バター10g

たんぱく質 5.9g
塩分 1.2g
脂質 8.9g
食物繊維 1.7g

あんパン

304kcal 糖質 **61.3**g

1個＝120g

たんぱく質 8.2g
塩分 0.4g
脂質 4.3g
食物繊維 3.0g

あんパン（薄皮タイプ）

231kcal 糖質 **44.6**g

2個＝90g

たんぱく質 5.9g
塩分 0.3g
脂質 3.1g
食物繊維 2.1g

メロンパン

279kcal 糖質 **46.5**g

1個＝80g

たんぱく質 6.4g
塩分 0.4g
脂質 8.4g
食物繊維 1.4g

クリームパン

286kcal 糖質 **47.0**g

1個＝100g

たんぱく質 7.9g
塩分 0.4g
脂質 7.4g
食物繊維 1.3g

デニッシュパン

458kcal 糖質 **39.6**g

1個＝120g

たんぱく質 7.4g
塩分 1.0g
脂質 31.6g
食物繊維 2.5g

チョココロネ

321kcal 糖質**43.3**g

1個=100g

たんぱく質 5.8g
塩分 0.4g
脂質 15.3g
食物繊維 1.1g

いちごジャムパン

257kcal 糖質**50.9**g

1個=90g

たんぱく質 4.8g
塩分 0.3g
脂質 3.5g
食物繊維 1.4g

ツイストドーナツ

258kcal 糖質**29.2**g

1個=70g

たんぱく質 6.1g
塩分 0.8g
脂質 13.1g
食物繊維 1.3g

コッペパンマーガリンサンド（あずき）

400kcal 糖質**61.7**g

1個=140g

たんぱく質 9.9g
塩分 1.3g
脂質 12.0g
食物繊維 4.1g

コッペパンマーガリンサンド（いちごジャム）

405kcal 糖質**67.3**g

1個=140g

たんぱく質 7.9g
塩分 1.3g
脂質 11.8g
食物繊維 2.3g

コロッケパン

328kcal 糖質**40.1**g

1個=130g

たんぱく質 7.9g
塩分 1.5g
脂質 15.2g
食物繊維 2.5g

焼きそばパン

288kcal 糖質**44.3**g

1個=135g

たんぱく質 8.0g
塩分 2.8g
脂質 7.2g
食物繊維 3.5g

カレーパン

302kcal 糖質**30.7**g

1個=100g

たんぱく質 6.6g
塩分 1.2g
脂質 18.3g
食物繊維 1.6g

蒸しパン

383kcal 糖質**46.3**g

1個=100g

たんぱく質 5.3g
塩分 0.6g
脂質 19.5g
食物繊維 0.6g

COLUMN

パンが食べたくなったら

　ライ麦パンや、ナッツ入りのもの、野菜サンドなどがおすすめです。市販の菓子パンは、小麦粉のみならず、生地に砂糖が使われていることが多く、糖質量は高め。いずれにせよ、たんぱく質や野菜のおかずを添えて、パンだけの食事にならないようにしましょう。

（1食分あたり）

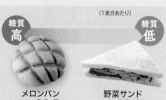

糖質 高 → 糖質 低

メロンパン
糖質**46.5**g

野菜サンド
糖質**12.6**g

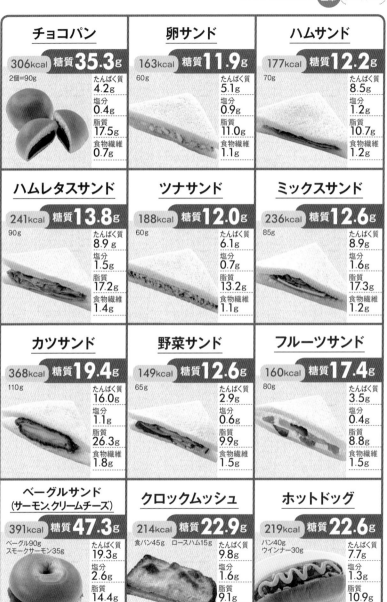

チョコパン
306kcal **糖質35.3**g
2個=90g
たんぱく質 4.2g
塩分 0.4g
脂質 17.5g
食物繊維 0.7g

卵サンド
163kcal **糖質11.9**g
60g
たんぱく質 5.1g
塩分 0.9g
脂質 11.0g
食物繊維 1.1g

ハムサンド
177kcal **糖質12.2**g
70g
たんぱく質 8.5g
塩分 1.2g
脂質 10.7g
食物繊維 1.2g

ハムレタスサンド
241kcal **糖質13.8**g
90g
たんぱく質 8.9g
塩分 1.5g
脂質 17.2g
食物繊維 1.4g

ツナサンド
188kcal **糖質12.0**g
60g
たんぱく質 6.1g
塩分 0.7g
脂質 13.2g
食物繊維 1.1g

ミックスサンド
236kcal **糖質12.6**g
85g
たんぱく質 8.9g
塩分 1.6g
脂質 17.3g
食物繊維 1.2g

カツサンド
368kcal **糖質19.4**g
110g
たんぱく質 16.0g
塩分 1.1g
脂質 26.3g
食物繊維 1.8g

野菜サンド
149kcal **糖質12.6**g
65g
たんぱく質 2.9g
塩分 0.6g
脂質 9.9g
食物繊維 1.5g

フルーツサンド
160kcal **糖質17.4**g
80g
たんぱく質 3.5g
塩分 0.4g
脂質 8.8g
食物繊維 1.5g

ベーグルサンド
（サーモン、クリームチーズ）
391kcal **糖質47.3**g
ベーグル90g
スモークサーモン35g
たんぱく質 19.3g
塩分 2.6g
脂質 14.4g
食物繊維 2.3g

クロックムッシュ
214kcal **糖質22.9**g
食パン45g　ロースハム15g
たんぱく質 9.8g
塩分 1.6g
脂質 9.1g
食物繊維 2.1g

ホットドッグ
219kcal **糖質22.6**g
パン40g
ウインナー30g
たんぱく質 7.7g
塩分 1.3g
脂質 10.9g
食物繊維 1.2g

主食

パン

ピザ・お好み焼き

生地にもソースにも糖質がたっぷり含まれているので、なるべく避けるようにしましょう。

マルゲリータピザ

488kcal 糖質 **53.4**g

ピザクラスト95g
チーズ80g

たんぱく質	24.4g
塩分	1.7g
脂質	18.9g
食物繊維	2.8g

サラミピザ

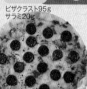

554kcal 糖質 **51.4**g

ピザクラスト95g
サラミ20g

たんぱく質	28.7g
塩分	4.1g
脂質	27.0g
食物繊維	2.9g

ツナマヨコーンピザ

750kcal 糖質 **55.4**g

ピザクラスト95g
ツナ40g

たんぱく質	31.6g
塩分	4.2g
脂質	45.3g
食物繊維	3.7g

シーフードピザ

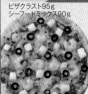

557kcal 糖質 **51.8**g

ピザクラスト95g
シーフードミックス90g

たんぱく質	40.9g
塩分	4.0g
脂質	21.4g
食物繊維	3.1g

照り焼きチキンピザ

719kcal 糖質 **55.1**g

ピザクラスト95g
鶏もも肉120g

たんぱく質	43.8g
塩分	6.0g
脂質	35.5g
食物繊維	2.5g

4種のチーズピザ（はちみつがけ）

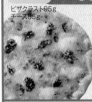

733kcal 糖質 **65.4**g

ピザクラスト95g
チーズ85g

たんぱく質	29.9g
塩分	3.9g
脂質	39.5g
食物繊維	3.7g

お好み焼き（ミックス）

665kcal 糖質 **53.6**g

薄力粉50g
豚バラ肉30g

たんぱく質	22.4g
塩分	3.1g
脂質	40.5g
食物繊維	3.6g

モダン焼き

898kcal 糖質 **104.3**g

薄力粉50g
中華蒸し麺150g

たんぱく質	25.0g
塩分	4.2g
脂質	42.9g
食物繊維	8.3g

ねぎ焼き

673kcal 糖質 **87.0**g

薄力粉100g
牛すじ50g

たんぱく質	30.0g
塩分	3.0g
脂質	20.9g
食物繊維	4.5g

広島焼き

740kcal 糖質 **84.5**g

薄力粉20g
中華蒸し麺150g

たんぱく質	23.3g
塩分	2.9g
脂質	34.5g
食物繊維	8.6g

たこ焼き

239kcal 糖質 **35.0**g

小麦粉30g
たこ30g

たんぱく質	14.7g
塩分	1.9g
脂質	3.9g
食物繊維	2.2g

ひと目でわかる

低糖質料理

主菜（肉）

※1食分あたり

低

しゃぶしゃぶ
（たれなし）

糖質
1.0g

ローストチキン

糖質
1.3g

ポークソテー

糖質
1.5g

**牛肉の
アスパラ巻き**

糖質
1.8g

中

サイコロステーキ

糖質
2.8g

**鶏の
みそ漬け焼き**

糖質
4.7g

**豚の
しょうが焼き**

糖質
6.0g

高

肉じゃが

糖質
25.6g

ビフカツ

糖質
28.8g

ポテトコロッケ

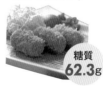

糖質
62.3g

**選ぶ
ポイント**

調理法や味つけで糖質がグッと上がってしまうので、焼く、ゆでるなど、シンプルに調理したものがおすすめです。煮ものや照り焼きなどに使う合わせ調味料、フライの衣、ホワイトソースなどは糖質が高くなるので、控えめにしましょう。

主菜（肉）

牛肉

牛肉そのものの糖質は低いのですが、カツの衣や、甘辛いたれを使うと糖質が上がります。

ローストビーフ

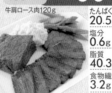

453kcal　糖質 **3.6**g

牛肩ロース肉120g

たんぱく質	20.5g
塩分	0.6g
脂質	40.3g
食物繊維	3.2g

牛たたき

346kcal　糖質 **6.2**g

牛バラ肉80g

たんぱく質	11.7g
塩分	1.8g
脂質	31.6g
食物繊維	1.0g

サーロインステーキ

826kcal　糖質 **8.3**g

牛サーロイン200g

たんぱく質	35.2g
塩分	2.2g
脂質	72.3g
食物繊維	1.5g

サイコロステーキ

711kcal　糖質 **2.8**g

牛サーロイン200g

たんぱく質	33.7g
塩分	1.4g
脂質	63.9g
食物繊維	1.3g

牛肉のアスパラ巻き

272kcal　糖質 **1.8**g

牛バラ肉60g
アスパラガス75g

たんぱく質	9.7g
塩分	1.1g
脂質	26.8g
食物繊維	1.4g

チンジャオロースー

757kcal　糖質 **14.8**g

牛もも肉120g
ピーマン40g

たんぱく質	54.2g
塩分	5.9g
脂質	51.8g
食物繊維	3.7g

ビフカツ

615kcal　糖質 **28.8**g

牛肩ロース肉100g

たんぱく質	22.9g
塩分	2.0g
脂質	44.6g
食物繊維	1.2g

牛肉とごぼうの煮もの

330kcal　糖質 **14.3**g

牛肩ロース肉60g
ごぼう65g

たんぱく質	11.8g
塩分	1.6g
脂質	24.9g
食物繊維	3.7g

ビーフシチュー

287kcal　糖質 **18.2**g

牛もも肉80g
じゃがいも50g

たんぱく質	18.4g
塩分	2.8g
脂質	15.0g
食物繊維	6.6g

すき焼き

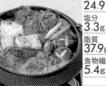

538kcal　糖質 **21.0**g

牛すき焼き用肉70g

たんぱく質	24.9g
塩分	3.3g
脂質	37.9g
食物繊維	5.4g

しゃぶしゃぶ（たれなし）

176kcal　糖質 **1.0**g

牛しゃぶしゃぶ用肉80g

たんぱく質	18.0g
塩分	0.1g
脂質	11.0g
食物繊維	3.3g

主菜（肉）

豚肉

ゆで豚や豚しゃぶは低糖質です。みそやテンメンジャンを使うと糖質が高くなります。

ゆで豚

181kcal 糖質 **2.5**g

豚肩ロース肉70g

たんぱく質	12.3g
塩分	1.2g
脂質	13.5g
食物繊維	0.0g

豚冷しゃぶ

278kcal 糖質 **7.0**g

豚肩ロース肉60g

たんぱく質	14.9g
塩分	3.5g
脂質	21.1g
食物繊維	1.8g

豚のしょうが焼き

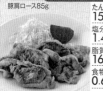

242kcal 糖質 **6.0**g

豚肩ロース85g

たんぱく質	15.6g
塩分	1.4g
脂質	16.4g
食物繊維	0.6g

豚のみそ漬け焼き

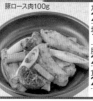

363kcal 糖質 **10.2**g

豚ロース肉100g

たんぱく質	21.6g
塩分	1.7g
脂質	26.0g
食物繊維	2.4g

ポークソテー

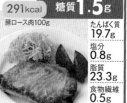

291kcal 糖質 **1.5**g

豚ロース肉100g

たんぱく質	19.7g
塩分	0.8g
脂質	23.3g
食物繊維	0.5g

ポークピカタ

209kcal 糖質 **6.5**g

豚もも肉70g

たんぱく質	16.4g
塩分	0.7g
脂質	13.3g
食物繊維	0.7g

ポークチャップ

314kcal 糖質 **8.4**g

豚ロース肉100g

たんぱく質	20.3g
塩分	1.1g
脂質	22.4g
食物繊維	0.8g

スペアリブグリル（ハニーソース）

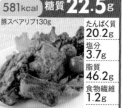

581kcal 糖質 **22.5**g

豚スペアリブ130g

たんぱく質	20.2g
塩分	3.7g
脂質	46.2g
食物繊維	1.2g

肉野菜炒め

193kcal 糖質 **6.4**g

豚ロース肉50g
キャベツ100g

たんぱく質	12.4g
塩分	1.2g
脂質	12.9g
食物繊維	3.5g

ホイコーロー

290kcal 糖質 **6.4**g

豚バラ肉50g

たんぱく質	10.1g
塩分	1.7g
脂質	24.9g
食物繊維	2.5g

豚キムチ炒め

284kcal 糖質 **5.3**g

豚バラ肉65g

たんぱく質	10.6g
塩分	1.8g
脂質	25.1g
食物繊維	0.8g

豚肉のチーズ巻き

167kcal 糖質 **6.1**g

豚もも肉60g

たんぱく質	14.5g
塩分	0.9g
脂質	9.6g
食物繊維	0.9g

とんカツ

436kcal 糖質 **10.3**g

ロースとんカツ100g

たんぱく質	22.4g
塩分	0.3g
脂質	36.0g
食物繊維	1.2g

ヒレカツ

386kcal 糖質 **15.2**g

ヒレカツ100g

たんぱく質	25.5g
塩分	0.4g
脂質	25.4g
食物繊維	1.4g

みそカツ

556kcal 糖質 **24.1**g

ロースとんカツ100g

たんぱく質	25.1g
塩分	1.0g
脂質	41.1g
食物繊維	3.0g

酢豚

154kcal 糖質 **13.6**g

1食分200g

たんぱく質	9.2g
塩分	1.0g
脂質	6.6g
食物繊維	1.6g

春巻き

489kcal 糖質 **26.0**g

豚ロース肉50g
春巻きの皮35g

たんぱく質	15.9g
塩分	3.0g
脂質	34.9g
食物繊維	4.9g

肉じゃが

293kcal 糖質 **25.6**g

豚こま切れ肉45g
じゃがいも150g

たんぱく質	13.8g
塩分	1.5g
脂質	10.8g
食物繊維	16.7g

豚の角煮

627kcal 糖質 **9.1**g

豚バラ肉150g

たんぱく質	24.3g
塩分	4.2g
脂質	53.6g
食物繊維	1.5g

豚キムチ鍋

535kcal 糖質 **14.3**g

豚バラ肉100g　キムチ75g

たんぱく質	23.6g
塩分	6.4g
脂質	42.0g
食物繊維	3.8g

COLUMN

肉の栄養素

肉は糖質が低く、良質なたんぱく質、鉄分、ビタミンなどを含む食品。できるだけ脂身の少ない赤身を選び、ゆでたり、グリルで焼いて、脂を落とす工夫をし、野菜をたっぷり添えましょう。

脂を落とす調理法でよりヘルシーに！（1食分あたり）

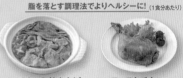

しゃぶしゃぶ（たれなし）
糖質 **1.0**g

ローストチキン
糖質 **1.3**g

主菜（肉）

鶏肉

塩、こしょうしてローストするのがおすすめ。照り焼きや、クリームシチューは高糖質です。

蒸し鶏（ごまドレッシング）

135kcal 糖質**4.0**g

鶏ささみ60g
ドレッシング15g

たんぱく質 15.2g
塩分 1.1g
脂質 6.3g
食物繊維 0.8g

バンバンジー

196kcal 糖質**8.1**g

鶏もも肉50g
きゅうり25g

たんぱく質 10.9g
塩分 0.8g
脂質 13.7g
食物繊維 0.8g

チキンソテー

322kcal 糖質**0.2**g

鶏もも肉150g

たんぱく質 25.0g
塩分 1.1g
脂質 25.3g
食物繊維 0.1g

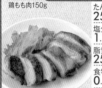

ローストチキン

483kcal 糖質**1.3**g

鶏もも肉250g

たんぱく質 41.9g
塩分 1.3g
脂質 35.5g
食物繊維 0.5g

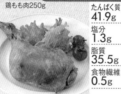

チキンの香草焼き

320kcal 糖質**1.3**g

鶏もも肉150g

たんぱく質 25.4g
塩分 0.8g
脂質 24.4g
食物繊維 0.5g

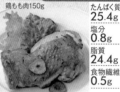

鶏の照り焼き

281kcal 糖質**5.3**g

鶏もも肉100g

たんぱく質 17.8g
塩分 2.2g
脂質 20.2g
食物繊維 0.3g

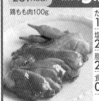

鶏のみそ漬け焼き

200kcal 糖質**4.7**g

鶏もも肉80g

たんぱく質 14.2g
塩分 0.9g
脂質 13.8g
食物繊維 0.7g

タンドリーチキン

274kcal 糖質**4.9**g

鶏もも肉100g

たんぱく質 17.7g
塩分 1.0g
脂質 20.9g
食物繊維 1.1g

ガイヤーン（タイ風焼き鳥）

213kcal 糖質**2.1**g

鶏もも肉100g

たんぱく質 18.0g
塩分 2.7g
脂質 14.2g
食物繊維 0.2g

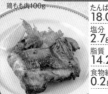

手羽先のグリル（甘辛だれ）

245kcal 糖質**6.3**g

鶏手羽先100g

たんぱく質 18.5g
塩分 1.8g
脂質 16.3g
食物繊維 0.8g

鶏のから揚げ

386kcal 糖質**16.5**g

鶏もも肉130g

たんぱく質 23.6g
塩分 2.3g
脂質 25.0g
食物繊維 1.1g

チキンカツ

293kcal **糖質11.7g**

鶏もも肉70g

たんぱく質	15.0g
塩分	1.5g
脂質	20.8g
食物繊維	1.0g

チキン南蛮

825kcal **糖質32.5g**

鶏もも肉150g

たんぱく質	35.3g
塩分	6.5g
脂質	61.9g
食物繊維	2.5g

鶏の治部煮

257kcal **糖質8.6g**

鶏もも肉100g

たんぱく質	18.4g
塩分	1.4g
脂質	16.4g
食物繊維	2.6g

チキンのトマト煮

224kcal **糖質8.4g**

鶏手羽元100g
ホールトマト100g

たんぱく質	20.1g
塩分	1.5g
脂質	13.2g
食物繊維	2.5g

チキンクリームシチュー

372kcal **糖質19.8g**

1食分300g

たんぱく質	18.6g
塩分	2.1g
脂質	24.0g
食物繊維	3.6g

手羽先と大根の煮もの

246kcal **糖質3.4g**

鶏手羽先100g

たんぱく質	18.1g
塩分	1.6g
脂質	18.2g
食物繊維	0.6g

水炊き

268kcal **糖質5.8g**

鶏手羽元120g
白菜40g

たんぱく質	24.2g
塩分	0.9g
脂質	15.6g
食物繊維	3.8g

ちゃんこ鍋

319kcal **糖質13.3g**

鶏ひき肉40g
鶏もも肉50g

たんぱく質	23.7g
塩分	2.7g
脂質	17.6g
食物繊維	7.2g

サムゲタン

601kcal **糖質36.1g**

丸鶏250g　もち米45g

たんぱく質	49.6g
塩分	0.9g
脂質	30.1g
食物繊維	0.5g

COLUMN

たんぱく質が不足すると

たんぱく質が不足すると、筋肉量が減り、エネルギーの消費が減るため、太りやすくなることも。逆に摂りすぎると、排泄時に腎臓に負担がかかります。低糖質だからといって、肉や乳製品の過剰摂取は避けましょう。

たんぱく質を多く含む食品

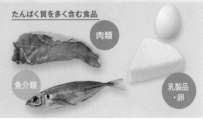

肉類

魚介類

乳製品・卵

主菜（肉）

加工肉

肉だねに入れるつなぎや、中華あんに使う片栗粉により、糖質が高くなりがちです。

水ぎょうざ

152kcal 糖質**15.6**g

豚ひき肉25g

たんぱく質 8.0g
塩分 2.8g
脂質 6.2g
食物繊維 1.2g

しゅうまい

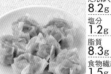

172kcal 糖質**16.0**g

6個90g

たんぱく質 8.2g
塩分 1.2g
脂質 8.3g
食物繊維 1.5g

ハムステーキ

197kcal 糖質**2.2**g

ロースハム75g

たんぱく質 14.4g
塩分 1.9g
脂質 14.7g
食物繊維 0.1g

ウインナーソテー

237kcal 糖質**2.8**g

ウインナー65g

たんぱく質 7.9g
塩分 1.4g
脂質 22.7g
食物繊維 0.0g

焼きぎょうざ

314kcal 糖質**31.2**g

6個150g

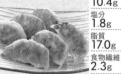

たんぱく質 10.4g
塩分 1.8g
脂質 17.0g
食物繊維 2.3g

焼き小籠包

281kcal 糖質**24.3**g

豚ひき肉36g

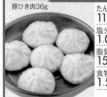

たんぱく質 11.2g
塩分 1.0g
脂質 15.1g
食物繊維 1.5g

ピーマンの肉詰め

362kcal 糖質**11.8**g

合いびき肉120g

たんぱく質 25.2g
塩分 1.6g
脂質 25.2g
食物繊維 2.5g

照り焼きつくね

252kcal 糖質**11.4**g

鶏ひき肉75g

たんぱく質 16.8g
塩分 1.6g
脂質 15.0g
食物繊維 0.5g

ハンバーグ デミグラスソース

345kcal 糖質**27.8**g

合いびきハンバーグ100g
じゃがいも50g

たんぱく質 15.3g
塩分 2.4g
脂質 17.2g
食物繊維 3.6g

麻婆豆腐

260kcal 糖質**7.8**g

1食分250g

たんぱく質 19.5g
塩分 2.5g
脂質 17.0g
食物繊維 1.8g

麻婆なす

213kcal 糖質**13.4**g

豚ひき肉50g
なす90g

たんぱく質 11.9g
塩分 1.5g
脂質 12.1g
食物繊維 3.8g

レバニラ炒め

243kcal 糖質 **15.0**g

豚レバー100g

たんぱく質
23.3g

塩分
2.8g

脂質
9.6g

食物繊維
1.6g

揚げぎょうざ

239kcal 糖質 **16.1**g

豚ひき肉50g

たんぱく質
12.8g

塩分
0.9g

脂質
14.1g

食物繊維
2.9g

揚げ肉団子

431kcal 糖質 **23.4**g

豚ひき肉120g

たんぱく質
25.2g

塩分
3.8g

脂質
26.8g

食物繊維
1.2g

メンチカツ

417kcal 糖質 **26.7**g

メンチカツ150g

たんぱく質
16.4g

塩分
1.4g

脂質
28.1g

食物繊維
3.1g

ポテトコロッケ

523kcal 糖質 **62.3**g

ポテトコロッケ200g

たんぱく質
11.5g

塩分
4.0g

脂質
25.3g

食物繊維
5.1g

かぼちゃコロッケ

423kcal 糖質 **38.5**g

豚ひき肉20g
かぼちゃ120g

たんぱく質
10.0g

塩分
0.2g

脂質
25.6g

食物繊維
6.6g

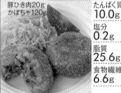

ハムカツ

202kcal 糖質 **10.9**g

ロースハム40g

たんぱく質
10.1g

塩分
1.0g

脂質
13.1g

食物繊維
0.9g

煮込みハンバーグ

257kcal 糖質 **14.1**g

ハンバーグ120g

たんぱく質
17.1g

塩分
1.8g

脂質
14.8g

食物繊維
2.8g

ロールキャベツ

330kcal 糖質 **22.2**g

合いびき肉75g
キャベツ200g

たんぱく質
20.5g

塩分
2.5g

脂質
17.9g

食物繊維
6.3g

鶏レバーの煮つけ

95kcal 糖質 **5.9**g

鶏レバー60g

たんぱく質
12.4g

塩分
2.1g

脂質
1.9g

食物繊維
0.0g

もつ鍋

258kcal 糖質 **10.0**g

豚もつ100g

たんぱく質
27.5g

塩分
3.9g

脂質
10.0g

食物繊維
4.8g

ジンギスカン

265kcal 糖質 **10.0**g

ラム肉100g

たんぱく質
20.6g

塩分
3.0g

脂質
17.3g

食物繊維
2.6g

ひと目でわかる
低糖質料理

主菜（魚介）

※1食分あたり

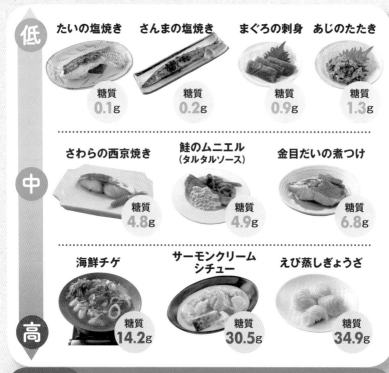

低

たいの塩焼き
糖質 0.1g

さんまの塩焼き
糖質 0.2g

まぐろの刺身
糖質 0.9g

あじのたたき
糖質 1.3g

中

さわらの西京焼き
糖質 4.8g

鮭のムニエル
（タルタルソース）
糖質 4.9g

金目だいの煮つけ
糖質 6.8g

高

海鮮チゲ
糖質 14.2g

サーモンクリーム
シチュー
糖質 30.5g

えび蒸しぎょうざ
糖質 34.9g

**選ぶ
ポイント**

魚介も肉同様、調理法や味つけで糖質量がかなり上がるので、焼き魚や、刺身などのシンプルな調理法がおすすめです。小麦粉や片栗粉を使うフライや中華風のあんかけ、ホワイトソースを使った料理は控えめにしましょう。

生

ほぼ低糖質なので、安心して食べられます。貝類は若干高めなので、食べすぎには注意。

まぐろの刺身

74kcal 糖質 **0.9**g

まぐろ45g

たんぱく質 11.3g
塩分 0.0g
脂質 3.5g
食物繊維 0.5g

サーモンの刺身

105kcal 糖質 **0.9**g

サーモン45g

たんぱく質 9.0g
塩分 0.0g
脂質 7.7g
食物繊維 0.5g

あじの刺身

53kcal 糖質 **0.9**g

あじ45g

たんぱく質 9.0g
塩分 0.1g
脂質 1.9g
食物繊維 0.5g

あじのたたき

46kcal 糖質 **1.3**g

あじ35g

たんぱく質 7.2g
塩分 0.1g
脂質 1.5g
食物繊維 0.8g

たいの刺身

64kcal 糖質 **0.9**g

たい45g

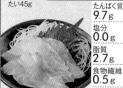

たんぱく質 9.7g
塩分 0.0g
脂質 2.7g
食物繊維 0.5g

ぶりの刺身

86kcal 糖質 **0.9**g

ぶり45g

たんぱく質 9.6g
塩分 0.0g
脂質 5.4g
食物繊維 0.5g

いかの刺身

41kcal 糖質 **0.9**g

いか45g

たんぱく質 8.5g
塩分 0.2g
脂質 0.3g
食物繊維 0.5g

ほたての刺身

42kcal 糖質 **2.4**g

ほたて45g

たんぱく質 7.8g
塩分 0.1g
脂質 0.2g
食物繊維 0.5g

たこの刺身

46kcal 糖質 **0.9**g

ゆでだこ45g

たんぱく質 9.9g
塩分 0.3g
脂質 0.3g
食物繊維 0.5g

かつおの刺身

53kcal 糖質 **0.9**g

かつお45g

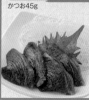

たんぱく質 11.8g
塩分 0.0g
脂質 0.3g
食物繊維 0.5g

かつおのたたき

53kcal 糖質 **0.9**g

かつお45g

たんぱく質 11.8g
塩分 0.0g
脂質 0.3g
食物繊維 0.5g

主菜（魚介）

焼く・炒める・蒸す・揚げる

シンプルな塩焼きは、低糖質なうえ、脂が落ちるので、カロリー、脂質も低くなります。

鮭の塩焼き

128kcal 糖質 **0.1**g

鮭80g

たんぱく質	23.3g
塩分	0.7g
脂質	4.1g
食物繊維	0.0g

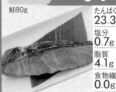

さんまの塩焼き

225kcal 糖質 **0.2**g

さんま80g

たんぱく質	18.6g
塩分	1.0g
脂質	18.2g
食物繊維	0.0g

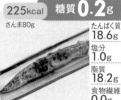

あじの塩焼き

150kcal 糖質 **1.9**g

あじ85g

たんぱく質	22.7g
塩分	1.6g
脂質	5.5g
食物繊維	2.6g

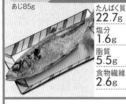

さばの塩焼き

228kcal 糖質 **2.1**g

さば80g

たんぱく質	20.8g
塩分	1.5g
脂質	18.0g
食物繊維	2.6g

たいの塩焼き

149kcal 糖質 **0.1**g

たい80g

たんぱく質	18.2g
塩分	0.9g
脂質	9.6g
食物繊維	0.0g

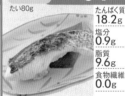

ぶりの照り焼き

297kcal 糖質 **10.1**g

ぶり80g

たんぱく質	19.2g
塩分	3.6g
脂質	20.1g
食物繊維	0.6g

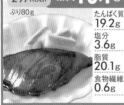

鮭のムニエル（タルタルソース）

421kcal 糖質 **4.9**g

鮭80g

たんぱく質	19.1g
塩分	1.3g
脂質	38.2g
食物繊維	1.4g

鮭のホイル焼き

131kcal 糖質 **0.7**g

鮭80g

たんぱく質	18.1g
塩分	1.0g
脂質	6.6g
食物繊維	0.4g

鮭のゆうあん焼き

119kcal 糖質 **3.1**g

鮭80g

たんぱく質	18.7g
塩分	1.5g
脂質	3.3g
食物繊維	0.1g

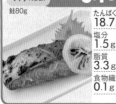

鮭のちゃんちゃん焼き

232kcal 糖質 **10.8**g

鮭80g　キャベツ50g

たんぱく質	20.2g
塩分	1.9g
脂質	11.1g
食物繊維	2.5g

あじの南蛮漬け

255kcal 糖質 **17.9**g

あじ90g

たんぱく質	20.5g
塩分	4.4g
脂質	10.2g
食物繊維	1.3g

さわらの西京焼き

174kcal **糖質4.8**g

さわら90g

たんぱく質 **19.0**g
塩分 **1.3**g
脂質 **9.0**g
食物繊維 **0.7**g

かじきのピカタ

199kcal **糖質6.4**g

めかじき80g

たんぱく質 **19.1**g
塩分 **1.5**g
脂質 **11.5**g
食物繊維 **0.7**g

ほたてのバター焼き

141kcal **糖質3.3**g

ほたて80g

たんぱく質 **14.1**g
塩分 **2.1**g
脂質 **8.3**g
食物繊維 **0.1**g

八宝菜

160kcal **糖質7.3**g

1食分250g

たんぱく質 **14.5**g
塩分 **2.0**g
脂質 **8.0**g
食物繊維 **2.3**g

えびのチリソース

303kcal **糖質21.2**g

えび160g

たんぱく質 **33.9**g
塩分 **3.2**g
脂質 **10.2**g
食物繊維 **1.7**g

あさりの酒蒸し

66kcal **糖質2.2**g

あさり50g

たんぱく質 **3.3**g
塩分 **1.6**g
脂質 **3.2**g
食物繊維 **0.3**g

えびフライ

442kcal **糖質31.1**g

えびフライ3本150g

たんぱく質 **24.4**g
塩分 **2.0**g
脂質 **26.6**g
食物繊維 **2.1**g

えび蒸しぎょうざ

242kcal **糖質34.9**g

えび40g

たんぱく質 **21.0**g
塩分 **1.1**g
脂質 **2.2**g
食物繊維 **2.0**g

えびしゅうまい

139kcal **糖質15.0**g

えび50g

たんぱく質 **13.7**g
塩分 **0.7**g
脂質 **2.2**g
食物繊維 **4.4**g

COLUMN

中華料理の糖質に注意

　ぎょうざの皮や中華麺など、小麦粉が原料となっているものは糖質が高めです。また、中華あんのとろみづけに用いられる片栗粉も、糖質が高めなので、注意しましょう。蒸し鶏や、チンジャオロース、ホイコーローなどは比較的糖質が低めです。

糖質の高い中華料理　　　　　　（1食分あたり）

えびのチリソース
糖質**21.2**g

えび蒸しぎょうざ
糖質**34.9**g

主菜（魚介）

煮る

魚介類自体は低糖質ですが、クリーム煮やみりんを使った味つけにすると糖質量が上がります。

ぶり大根

325kcal 糖質**23.2**g

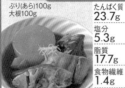

ぶり(あら)100g
大根100g

たんぱく質	23.7g
塩分	5.3g
脂質	17.7g
食物繊維	1.4g

さばのみそ煮

417kcal 糖質**13.1**g

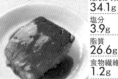

さば150g

たんぱく質	34.1g
塩分	3.9g
脂質	26.6g
食物繊維	1.2g

いわしの梅煮

249kcal 糖質**14.8**g

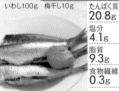

いわし100g　梅干し10g

たんぱく質	20.8g
塩分	4.1g
脂質	9.3g
食物繊維	0.3g

かれいの煮つけ

145kcal 糖質**9.1**g

かれい100g

たんぱく質	21.3g
塩分	2.7g
脂質	1.3g
食物繊維	0.6g

銀だらの煮つけ

230kcal 糖質**9.2**g

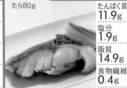

たら80g

たんぱく質	11.9g
塩分	1.9g
脂質	14.9g
食物繊維	0.4g

金目だいの煮つけ

199kcal 糖質**6.8**g

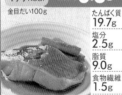

金目だい100g

たんぱく質	19.7g
塩分	2.5g
脂質	9.0g
食物繊維	1.5g

いかと大根の煮もの

57kcal 糖質**5.8**g

するめいか30g
大根80g

たんぱく質	6.6g
塩分	1.7g
脂質	0.3g
食物繊維	1.4g

サーモンクリームシチュー

445kcal 糖質**30.5**g

鮭80g　牛乳200g

たんぱく質	29.6g
塩分	2.0g
脂質	21.9g
食物繊維	8.5g

いかのトマト煮

161kcal 糖質**10.5**g

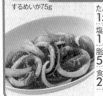

するめいか75g

たんぱく質	15.1g
塩分	1.2g
脂質	5.8g
食物繊維	2.2g

アクアパッツァ

209kcal 糖質**2.3**g

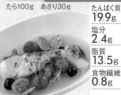

たら100g　あさり30g

たんぱく質	19.9g
塩分	2.4g
脂質	13.5g
食物繊維	0.8g

ほたてとチンゲン菜の クリーム煮

117kcal 糖質**6.5**g

ほたて50g
チンゲン菜100g

たんぱく質	10.8g
塩分	0.7g
脂質	5.2g
食物繊維	1.2g

主菜（魚介）

鍋つゆや根菜は糖質が高いので注意。糖質の低い具材を入れて、薄味に仕上げましょう。

海鮮寄せ鍋

232kcal **糖質10.8g**

たら50g　はまぐり40g

たんぱく質	31.1g
塩分	4.6g
脂質	5.4g
食物繊維	4.7g

ブイヤベース

286kcal **糖質11.9g**

金目だい75g　あさり30g

たんぱく質	23.0g
塩分	1.7g
脂質	13.7g
食物繊維	7.7g

石狩鍋

389kcal **糖質22.2g**

鮭100g　じゃがいも75g

たんぱく質	34.0g
塩分	3.4g
脂質	15.5g
食物繊維	12.1g

たらちり（たれなし）

143kcal **糖質4.6g**

たら100g　絹ごし豆腐75g

たんぱく質	23.3g
塩分	0.7g
脂質	3.0g
食物繊維	3.9g

海鮮チゲ

303kcal **糖質14.2g**

さわら75g　えび40g

たんぱく質	41.6g
塩分	5.2g
脂質	9.2g
食物繊維	5.1g

COLUMN

鍋はシメに注意！

　鍋料理は、野菜もたんぱく質も摂れ、胃腸の負担も少ないので、糖質制限中の方におすすめ。ただし、市販の鍋つゆの素は、糖質が高いものもあるので、スープは残し、大根やごぼうなどの根菜は控えめにしましょう。

　また、雑炊、うどんなどをシメに食べると、糖質量が上がります。どうしても食べたいときは、しらたきや、市販の低糖質麺がおすすめ。

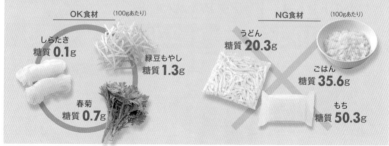

OK食材　(100gあたり)

しらたき 糖質 0.1g

緑豆もやし 糖質 1.3g

春菊 糖質 0.7g

NG食材　(100gあたり)

うどん 糖質 20.3g

ごはん 糖質 35.6g

もち 糖質 50.3g

低糖質料理

副菜・汁もの

※1食分あたり

低

ゆで卵
糖質
0.2g

あさりの
吸いもの
糖質
0.7g

ゆでブロッコリー
＋マヨネーズ
糖質
0.8g

もやしの
ナムル
糖質
2.4g

中

ゴーヤ
チャンプルー
糖質
4.0g

トマトサラダ
糖質
5.0g

ほうれん草と
油揚げの煮浸し
糖質
5.0g

高

ジャーマンポテト
糖質
23.3g

かぼちゃの煮もの
糖質
32.4g

大学いも
糖質
46.7g

**選ぶ
ポイント**

基本的に糖質が少なく、ビタミンやミネラル、食物繊維が摂れるので、積極的にとりましょう。ただし、サラダにかけるドレッシングの糖質には注意。根菜やいも類を使った料理、みりんや砂糖を使った煮ものも、糖質が高めです。

副菜・汁もの

サラダ

全般的に低糖質ですが、根菜のサラダや、ドレッシングの糖質には注意しましょう。

野菜スティック（ドレッシングなし）

13kcal 糖質 **2.5**g

にんじん30g
きゅうり、セロリ15g

たんぱく質	0.5g
塩分	0.0g
脂質	0.1g
食物繊維	1.1g

コールスロー

88kcal 糖質 **4.6**g

キャベツ50g
にんじん10g

たんぱく質	0.9g
塩分	1.7g
脂質	7.7g
食物繊維	1.2g

グリーンサラダ（ドレッシングなし）

18kcal 糖質 **2.7**g

野菜90g

たんぱく質	1.0g
塩分	0.0g
脂質	0.1g
食物繊維	1.6g

グリーンサラダ（フレンチドレッシング）

68kcal 糖質 **4.6**g

野菜90g
ドレッシング15g

たんぱく質	1.0g
塩分	0.9g
脂質	4.8g
食物繊維	1.6g

きゅうりとコーンのサラダ

76kcal 糖質 **4.0**g

きゅうり80g
コーン15g

たんぱく質	1.3g
塩分	0.3g
脂質	6.2g
食物繊維	1.4g

トマトサラダ

96kcal 糖質 **5.0**g

トマト100g

たんぱく質	0.9g
塩分	0.2g
脂質	7.6g
食物繊維	1.3g

大根サラダ

92kcal 糖質 **5.0**g

大根60g

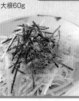

たんぱく質	1.6g
塩分	1.3g
脂質	6.6g
食物繊維	1.3g

ごぼうサラダ

82kcal 糖質 **5.0**g

ごぼう40g
にんじん10g

たんぱく質	0.9g
塩分	0.9g
脂質	6.1g
食物繊維	3.0g

チョレギサラダ

73kcal 糖質 **3.6**g

レタス180g
韓国のり2g

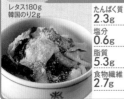

たんぱく質	2.3g
塩分	0.6g
脂質	5.3g
食物繊維	2.7g

シーザーサラダ

161kcal 糖質 **5.0**g

サラダ菜30g
ベーコン20g

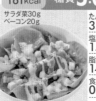

たんぱく質	3.8g
塩分	1.0g
脂質	14.1g
食物繊維	0.7g

ツナとわかめのサラダ

80kcal 糖質 **2.0**g

ツナ20g
わかめ（乾）1g

たんぱく質	4.4g
塩分	0.7g
脂質	5.9g
食物繊維	1.0g

アボカドとサーモンのサラダ

231kcal 糖質**3.4**g

アボカド80g
スモークサーモン50g

たんぱく質 14.8g
塩分 2.2g
脂質 17.9g
食物繊維 4.6g

フルーツサラダ

111kcal 糖質**24.6**g

果物130g
ヨーグルト25g

たんぱく質 1.7g
塩分 0.0g
脂質 1.0g
食物繊維 1.7g

マカロニサラダ

173kcal 糖質**14.6**g

マカロニ（ゆで）40g

たんぱく質 3.0g
塩分 1.1g
脂質 11.8g
食物繊維 2.0g

ツナサラダ

236kcal 糖質**3.5**g

ツナ30g

たんぱく質 6.9g
塩分 0.7g
脂質 22.4g
食物繊維 1.3g

シーフードサラダ

154kcal 糖質**2.3**g

シーフード120g

たんぱく質 22.4g
塩分 1.5g
脂質 6.7g
食物繊維 0.5g

ミックスビーンズのサラダ

137kcal 糖質**6.0**g

ミックスビーンズ40g
きゅうり25g

たんぱく質 8.2g
塩分 0.5g
脂質 7.9g
食物繊維 4.5g

コブサラダ

209kcal 糖質**6.2**g

アボカド40g　トマト60g

たんぱく質 7.4g
塩分 1.1g
脂質 17.5g
食物繊維 3.3g

温野菜サラダ（ドレッシングなし）

22kcal 糖質**2.4**g

ブロッコリー25g
カリフラワー25g

たんぱく質 1.9g
塩分 0.0g
脂質 0.2g
食物繊維 2.7g

カプレーゼ

209kcal 糖質**5.8**g

トマト100g
モッツァレラチーズ50g

たんぱく質 9.9g
塩分 0.3g
脂質 16.1g
食物繊維 1.1g

かぼちゃのサラダ

117kcal 糖質**13.8**g

かぼちゃ70g

たんぱく質 1.5g
塩分 0.4g
脂質 6.3g
食物繊維 3.5g

ポテトサラダ

159kcal 糖質**9.9**g

じゃがいも55g

たんぱく質 3.3g
塩分 0.8g
脂質 11.9g
食物繊維 2.2g

キャロットラペ

144kcal 糖質**6.8**g

にんじん75g

たんぱく質 0.6g
塩分 0.3g
脂質 12.1g
食物繊維 1.8g

副菜・汁もの　サラダ

副菜・汁もの

野菜のおかず

ごぼうや里いもなど根菜を使ったおかずは糖質が高いので、葉野菜のおかずを選んで。

ほうれん草のおひたし

38kcal 糖質**1.7**g

ほうれん草50g

たんぱく質	3.3g
塩分	2.5g
脂質	0.3g
食物繊維	1.8g

ほうれん草のバターソテー

49kcal 糖質**1.8**g

ほうれん草50g
ホールコーン10g

たんぱく質	1.6g
塩分	0.6g
脂質	3.6g
食物繊維	2.3g

ほうれん草のごまあえ

39kcal 糖質**2.2**g

ほうれん草50g

たんぱく質	2.3g
塩分	0.7g
脂質	1.9g
食物繊維	2.2g

ほうれん草と油揚げの煮浸し

80kcal 糖質**5.0**g

ほうれん草50g
油揚げ15g

たんぱく質	4.8g
塩分	2.2g
脂質	3.8g
食物繊維	1.9g

小松菜のピーナッツあえ

53kcal 糖質**1.6**g

小松菜70g

たんぱく質	3.2g
塩分	1.2g
脂質	3.0g
食物繊維	2.4g

菜の花のからしあえ

22kcal 糖質**0.5**g

菜の花60g

たんぱく質	3.3g
塩分	0.9g
脂質	0.1g
食物繊維	2.6g

きゅうりの梅あえ

89kcal 糖質**4.4**g

きゅうり100g
梅干し10g

たんぱく質	1.9g
塩分	1.6g
脂質	7.0g
食物繊維	1.5g

わかめときゅうりの酢のもの

27kcal 糖質**3.8**g

きゅうり50g
わかめ（乾）2g

たんぱく質	1.1g
塩分	1.6g
脂質	0.1g
食物繊維	1.4g

オクラ納豆

70kcal 糖質**2.7**g

オクラ20g 納豆30g

たんぱく質	6.0g
塩分	0.9g
脂質	3.2g
食物繊維	3.1g

ピーマンのおかかあえ

38kcal 糖質**2.0**g

ピーマン60g

たんぱく質	1.9g
塩分	0.7g
脂質	2.2g
食物繊維	1.4g

いんげんのごまあえ

62kcal 糖質**5.0**g

1食分80g

たんぱく質	3.0g
塩分	1.0g
脂質	2.7g
食物繊維	2.2g

ゴーヤチャンプルー

397kcal 糖質**4.0**g

ゴーヤ50g 豚バラ肉40g

たんぱく質 **14.0**g
塩分 **1.0**g
脂質 **37.0**g
食物繊維 **2.0**g

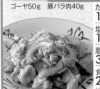

ゆでブロッコリー ＋マヨネーズ

94kcal 糖質**0.8**g

ブロッコリー90g

たんぱく質 **3.8**g
塩分 **0.2**g
脂質 **7.8**g
食物繊維 **3.9**g

もやしのナムル

56kcal 糖質**2.4**g

1食分80g

たんぱく質 **2.5**g
塩分 **1.0**g
脂質 **3.6**g
食物繊維 **2.2**g

アスパラガスのソテー

41kcal 糖質**1.3**g

アスパラガス60g

たんぱく質 **1.6**g
塩分 **0.6**g
脂質 **3.4**g
食物繊維 **1.1**g

きんぴらごぼう

126kcal 糖質**12.2**g

1食分150g

たんぱく質 **2.1**g
塩分 **1.4**g
脂質 **6.8**g
食物繊維 **4.8**g

焼きなす

27kcal 糖質**3.5**g

なす100g

たんぱく質 **2.4**g
塩分 **0.9**g
脂質 **0.1**g
食物繊維 **2.3**g

麻婆なす

213kcal 糖質**13.4**g

なす90g 豚ひき肉50g

たんぱく質 **11.9**g
塩分 **1.5**g
脂質 **12.1**g
食物繊維 **3.8**g

れんこんのきんぴら

85kcal 糖質**9.7**g

れんこん60g

たんぱく質 **1.4**g
塩分 **0.5**g
脂質 **4.1**g
食物繊維 **1.2**g

れんこんもち

173kcal 糖質**29.5**g

れんこん150g

たんぱく質 **3.0**g
塩分 **0.7**g
脂質 **4.2**g
食物繊維 **3.0**g

かぶの甘酢づけ

33kcal 糖質**6.9**g

かぶ50g

たんぱく質 **0.3**g
塩分 **0.1**g
脂質 **0.1**g
食物繊維 **0.7**g

かぶの鶏そぼろ煮

95kcal 糖質**8.1**g

かぶ70g 鶏ひき肉30g

たんぱく質 **6.6**g
塩分 **1.3**g
脂質 **3.7**g
食物繊維 **1.2**g

たけのこの土佐煮

68kcal 糖質**7.9**g

たけのこ (ゆで) 75g

たんぱく質 **4.3**g
塩分 **1.6**g
脂質 **0.2**g
食物繊維 **2.5**g

副菜・汁もの 野菜のおかず

97

切り干し大根の煮もの

58kcal　糖質 **4.4**g

1食分120g

たんぱく質 2.8g
塩分 1.1g
脂質 3.0g
食物繊維 2.4g

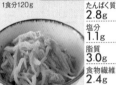

筑前煮

128kcal　糖質 **12.6**g

1食分150g

たんぱく質 6.6g
塩分 1.7g
脂質 5.3g
食物繊維 2.7g

ふろふき大根

113kcal　糖質 **20.0**g

大根100g

たんぱく質 2.8g
塩分 2.7g
脂質 1.1g
食物繊維 2.0g

かぼちゃの煮もの

149kcal　糖質 **32.4**g

かぼちゃ150g

たんぱく質 3.2g
塩分 1.0g
脂質 0.5g
食物繊維 5.3g

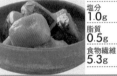

オニオンスライス

19kcal　糖質 **2.9**g

玉ねぎ50g

たんぱく質 1.2g
塩分 0.9g
脂質 0.1g
食物繊維 0.9g

じゃがいもの
バターソテー

127kcal　糖質 **7.4**g

じゃがいも70g
ベーコン15g

たんぱく質 3.9g
塩分 0.8g
脂質 7.7g
食物繊維 7.2g

マッシュポテト

137kcal　糖質 **15.6**g

じゃがいも100g

たんぱく質 2.2g
塩分 0.5g
脂質 6.8g
食物繊維 3.5g

ジャーマンポテト

378kcal　糖質 **23.3**g

じゃがいも200g
ウインナー50g

たんぱく質 10.9g
塩分 2.1g
脂質 24.0g
食物繊維 18.2g

里いもといかの煮もの

238kcal　糖質 **23.3**g

里いも100g
するめいか150g

たんぱく質 30.0g
塩分 3.3g
脂質 1.3g
食物繊維 2.3g

COLUMN

糖質の高い味つけ

　野菜自体の糖質が低くても、みりんや砂糖、穀物酢などを使うと糖質が上がってしまいます。市販のたれやドレッシングなどにも糖質が含まれているので、成分表示を見て選びましょう。

味つけでこんなに違う！ (1食分あたり)

ほうれん草のおひたし
（薄口しょうゆ＋酒）
糖質 **1.7**g

ほうれん草と油揚げの煮浸し
（薄口しょうゆ＋砂糖＋みりん）
糖質 **5.0**g

長いものとろろ

64kcal 糖質**9.3**g

長いも70g

たんぱく質	3.1g
塩分	0.5g
脂質	1.6g
食物繊維	0.8g

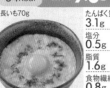

長いもの梅しそあえ

52kcal 糖質**10.7**g

長いも70g

たんぱく質	1.6g
塩分	0.4g
脂質	0.2g
食物繊維	0.9g

大学いも

222kcal 糖質**46.7**g

さつまいも100g

たんぱく質	1.1g
塩分	0.1g
脂質	3.9g
食物繊維	3.6g

さつまいものレモン煮

89kcal 糖質**21.6**g

さつまいも60g

たんぱく質	0.6g
塩分	0.1g
脂質	0.3g
食物繊維	1.7g

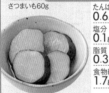

麻婆春雨

296kcal 糖質**24.9**g

春雨（乾）25g
豚ひき肉50g

たんぱく質	10.8g
塩分	2.5g
脂質	16.9g
食物繊維	2.5g

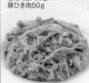

春雨のあえもの

108kcal 糖質**8.7**g

春雨（乾）7.5g

たんぱく質	3.3g
塩分	0.7g
脂質	6.3g
食物繊維	1.3g

手綱こんにゃくの煮しめ

36kcal 糖質**4.7**g

こんにゃく70g

たんぱく質	0.6g
塩分	1.0g
脂質	1.0g
食物繊維	1.5g

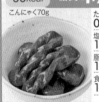

ピリ辛こんにゃく

21kcal 糖質**3.4**g

こんにゃく70g

たんぱく質	0.8g
塩分	1.4g
脂質	0.0g
食物繊維	1.7g

しいたけの肉詰め焼き

148kcal 糖質**1.9**g

しいたけ30g
鶏ひき肉50g

たんぱく質	10.1g
塩分	0.8g
脂質	11.1g
食物繊維	1.5g

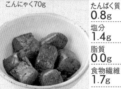

しめじのおろしあえ

23kcal 糖質**2.3**g

しめじ20g　大根50g

たんぱく質	1.1g
塩分	0.4g
脂質	0.2g
食物繊維	3.6g

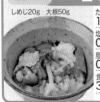

きのこのソテー

65kcal 糖質**2.3**g

きのこ100g

たんぱく質	2.9g
塩分	1.0g
脂質	4.5g
食物繊維	4.2g

きのこのマリネ

113kcal 糖質**5.3**g

きのこ100g

たんぱく質	2.8g
塩分	0.8g
脂質	8.4g
食物繊維	4.0g

副菜・汁もの　野菜のおかず

副菜・汁もの
海藻のおかず

食物繊維が多く、糖質の吸収スピードをゆるやかにするので、意識してとり入れましょう。

もずく酢

31kcal 　糖質 **5.7**g

もずく50g

たんぱく質 0.5g
塩分 0.8g
脂質 0.1g
食物繊維 0.7g

めかぶ酢

23kcal 　糖質 **3.7**g

めかぶ40g

たんぱく質 0.4g
塩分 0.8g
脂質 0.3g
食物繊維 1.6g

ところてん

9kcal 　糖質 **0.7**g

ところ天100g

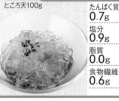

たんぱく質 0.7g
塩分 0.9g
脂質 0.0g
食物繊維 0.6g

わかめときゅうりの酢のもの

41kcal 　糖質 **3.9**g

わかめ（乾）2g
きゅうり50g

たんぱく質 1.6g
塩分 1.4g
脂質 1.5g
食物繊維 1.8g

ツナとわかめのサラダ

80kcal 　糖質 **2.0**g

ツナ20g
わかめ（乾）1g

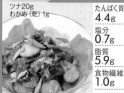

たんぱく質 4.4g
塩分 0.7g
脂質 5.9g
食物繊維 1.0g

切り昆布とさつま揚げの煮もの

149kcal 　糖質 **17.4**g

昆布（乾）2.5g
さつま揚げ80g

たんぱく質 10.5g
塩分 2.6g
脂質 3.0g
食物繊維 1.0g

ひじきの煮もの

60kcal 　糖質 **5.2**g

1食分80g

たんぱく質 2.5g
塩分 1.1g
脂質 3.2g
食物繊維 2.7g

昆布巻き

122kcal 　糖質 **21.9**g

昆布（乾）16g

たんぱく質 2.2g
塩分 3.0g
脂質 0.3g
食物繊維 6.9g

COLUMN

食物繊維の働き

食物繊維には、水溶性と不溶性があり、水溶性は、食後の血糖値の上昇をゆるやかにし、不溶性は、腸の中の老廃物をかき出し、腸内環境をよくする働きがあります。

普段の食事で、海藻サラダやひじきの煮ものなどをプラスする習慣をつけましょう。

食物繊維量の多い食材　　（100gあたり）

 ひじき **51.8**g

わかめ（乾）**32.7**g

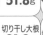 切り干し大根 **21.3**g

 干ししいたけ **46.7**g

副菜・汁もの
豆類の
おかず

大豆や豆腐自体は低糖質ですが、砂糖やみりんで調味すると、糖質量が上がるので注意。

五目豆

124kcal 糖質**14.0**g

大豆（ゆで）30g
にんじん25g

たんぱく質 6.5g
塩分 2.7g
脂質 3.0g
食物繊維 4.1g

花豆の甘煮

56kcal 糖質**9.0**g

花豆（ゆで）60g

たんぱく質 3.3g
塩分 0.0g
脂質 0.4g
食物繊維 2.9g

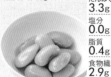

金時豆の甘煮

62kcal 糖質**10.5**g

いんげん豆（ゆで）60g

たんぱく質 3.3g
塩分 0.0g
脂質 0.4g
食物繊維 2.9g

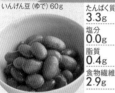

黒豆の甘煮

63kcal 糖質**7.8**g

黒豆（ゆで）60g

たんぱく質 3.5g
塩分 0.3g
脂質 1.9g
食物繊維 2.1g

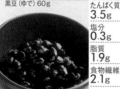

ポークビーンズ

316kcal 糖質**4.3**g

豚もも肉50g
大豆（ゆで）75g

たんぱく質 22.6g
塩分 0.2g
脂質 21.7g
食物繊維 8.0g

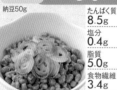

納豆+しょうゆ、ねぎ

98kcal 糖質**3.0**g

納豆50g

たんぱく質 8.5g
塩分 0.4g
脂質 5.0g
食物繊維 3.4g

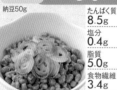

納豆＋卵

165kcal 糖質**2.9**g

納豆50g 卵黄20g

たんぱく質 11.8g
塩分 0.5g
脂質 11.9g
食物繊維 3.4g

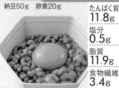

オクラ納豆

70kcal 糖質**2.7**g

オクラ20g 納豆30g

たんぱく質 6.0g
塩分 0.9g
脂質 3.2g
食物繊維 3.1g

冷や奴

63kcal 糖質**1.8**g

絹ごし豆腐100g

たんぱく質 5.9g
塩分 0.7g
脂質 3.5g
食物繊維 1.4g

揚げ出し豆腐

158kcal 糖質**10.0**g

絹ごし豆腐100g

たんぱく質 6.0g
塩分 1.5g
脂質 9.6g
食物繊維 2.0g

豆腐ステーキ
（きのこあんかけ）

147kcal 糖質**5.2**g

木綿豆腐85g
きのこ35g

たんぱく質 7.8g
塩分 0.2g
脂質 10.4g
食物繊維 3.0g

副菜・汁もの　豆類のおかず

豆腐ハンバーグ

143kcal 糖質 **3.3**g

木綿豆腐60g
鶏ひき肉25g

たんぱく質 **10.0**g
塩分 **0.9**g
脂質 **9.8**g
食物繊維 **1.0**g

炒り豆腐

152kcal 糖質 **4.7**g

木綿豆腐75g

たんぱく質 **9.4**g
塩分 **1.8**g
脂質 **10.5**g
食物繊維 **2.0**g

しらあえ

172kcal 糖質 **12.4**g

木綿豆腐75g

たんぱく質 **8.4**g
塩分 **1.7**g
脂質 **8.7**g
食物繊維 **3.7**g

卯の花

112kcal 糖質 **8.3**g

おから50g

たんぱく質 **4.4**g
塩分 **1.5**g
脂質 **4.8**g
食物繊維 **6.7**g

肉豆腐

231kcal 糖質 **8.1**g

木綿豆腐75g
牛もも肉50g

たんぱく質 **17.2**g
塩分 **2.3**g
脂質 **13.4**g
食物繊維 **2.2**g

高野豆腐の煮もの

144kcal 糖質 **5.8**g

高野豆腐（乾）20g

たんぱく質 **11.5**g
塩分 **2.0**g
脂質 **6.9**g
食物繊維 **2.0**g

湯豆腐（たれなし）

61kcal 糖質 **1.0**g

木綿豆腐80g

たんぱく質 **5.7**g
塩分 **0.1**g
脂質 **3.9**g
食物繊維 **0.9**g

スンドゥブ

340kcal 糖質 **18.3**g

絹ごし豆腐100g
あさり15g

たんぱく質 **18.5**g
塩分 **3.9**g
脂質 **21.4**g
食物繊維 **3.0**g

豆乳鍋

432kcal 糖質 **21.0**g

絹ごし豆腐75g
豆乳200g

たんぱく質 **32.8**g
塩分 **3.1**g
脂質 **22.0**g
食物繊維 **6.2**g

COLUMN

大豆製品で糖質オフ

豆腐や油揚げ、大豆、おからは、糖質が低く、食物繊維が豊富。食後の血糖値の急上昇を起こしにくいので、肉だねのつなぎや、揚げものの衣などに活用できます。

油揚げ
糖質 **0.0**g

大豆（水煮）
糖質 **0.9**g

木綿豆腐
糖質 **0.4**g

おから（生）
糖質 **2.3**g

（100gあたり）

副菜・汁もの

卵の おかず

低糖質でたんぱく質が豊富。野菜と組み合わせると、栄養バランスがよくなります。

ゆで卵

67kcal　糖質**0.2**g

卵50g

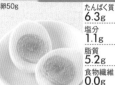

たんぱく質
6.3g
塩分
1.1g
脂質
5.2g
食物繊維
0.0g

目玉焼き

89kcal　糖質**0.2**g

卵50g

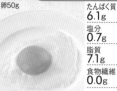

たんぱく質
6.1g
塩分
0.7g
脂質
7.1g
食物繊維
0.0g

ハムエッグ

161kcal　糖質**0.8**g

卵50g　ロースハム30g

たんぱく質
11.7g
塩分
1.2g
脂質
12.5g
食物繊維
0.0g

ベーコンエッグ

209kcal　糖質**0.3**g

卵50g　ベーコン30g

たんぱく質
10.0g
塩分
0.9g
脂質
18.8g
食物繊維
0.0g

スクランブルエッグ

113kcal　糖質**0.7**g

卵50g

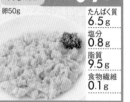

たんぱく質
6.5g
塩分
0.8g
脂質
9.5g
食物繊維
0.1g

プレーンオムレツ

259kcal　糖質**4.4**g

卵100g

たんぱく質
13.4g
塩分
2.0g
脂質
21.4g
食物繊維
0.2g

スペインオムレツ

226kcal　糖質**10.5**g

卵100g　じゃがいも40g

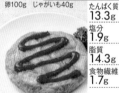

たんぱく質
13.3g
塩分
1.9g
脂質
14.3g
食物繊維
1.7g

卵焼き

176kcal　糖質**4.3**g

卵100g

たんぱく質
12.2g
塩分
1.4g
脂質
12.2g
食物繊維
0.1g

う巻き

323kcal　糖質**6.9**g

卵100g　うなぎ50g

たんぱく質
23.9g
塩分
2.1g
脂質
22.7g
食物繊維
0.1g

茶碗蒸し

127kcal　糖質**3.0**g

卵30g　えび40g

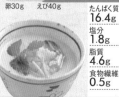

たんぱく質
16.4g
塩分
1.8g
脂質
4.6g
食物繊維
0.5g

かに玉

185kcal　糖質**3.5**g

卵50g

たんぱく質
12.0g
塩分
1.2g
脂質
13.4g
食物繊維
1.8g

副菜・汁もの　卵のおかず

汁もの

副菜・汁もの 汁もの

食事の始めのほうに食べると、水分で満腹感が高まり、ごはんを食べすぎないで済みます。

豆腐とわかめのみそ汁

48kcal 糖質 **3.1**g

木綿豆腐25g
わかめ (乾) 0.5g

たんぱく質 4.1g
塩分 1.9g
脂質 2.0g
食物繊維 1.2g

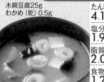

大根と油揚げのみそ汁

77kcal 糖質 **4.4**g

大根60g　油揚げ15g

たんぱく質 5.2g
塩分 1.9g
脂質 4.4g
食物繊維 1.6g

ほうれん草のみそ汁

31kcal 糖質 **2.1**g

ほうれん草25g

たんぱく質 2.8g
塩分 1.6g
脂質 0.8g
食物繊維 1.5g

あさりのみそ汁

35kcal 糖質 **3.1**g

あさり20g

たんぱく質 3.5g
塩分 2.3g
脂質 0.9g
食物繊維 0.7g

しじみのみそ汁

34kcal 糖質 **3.3**g

しじみ10g

たんぱく質 3.1g
塩分 2.0g
脂質 0.9g
食物繊維 0.8g

なめこのみそ汁

32kcal 糖質 **1.4**g

なめこ30g

たんぱく質 3.0g
塩分 1.5g
脂質 1.3g
食物繊維 1.4g

じゃがいもとわかめのみそ汁

53kcal 糖質 **5.7**g

じゃがいも30g
わかめ (乾) 0.5g

たんぱく質 3.4g
塩分 1.7g
脂質 1.5g
食物繊維 2.0g

豚汁

206kcal 糖質 **8.7**g

豚バラ肉30g
大根70g

たんぱく質 8.7g
塩分 3.0g
脂質 15.1g
食物繊維 3.5g

けんちん汁

115kcal 糖質 **8.3**g

里いも50g　にんじん20g

たんぱく質 6.2g
塩分 2.0g
脂質 6.2g
食物繊維 2.8g

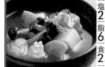

粕汁

205kcal 糖質 **16.7**g

鮭40g　かぶ30g

たんぱく質 18.8g
塩分 2.1g
脂質 3.2g
食物繊維 6.1g

つみれ汁

186kcal 糖質 **5.6**g

いわし100g

たんぱく質 20.4g
塩分 2.2g
脂質 9.3g
食物繊維 0.7g

かき玉汁

66kcal 糖質 **2.1**g

卵30g

たんぱく質 5.6g

塩分 0.5g

脂質 3.9g

食物繊維 0.2g

あさりの吸いもの

15kcal 糖質 **0.7**g

あさり20g

たんぱく質 1.5g

塩分 1.3g

脂質 0.1g

食物繊維 0.0g

ワンタンスープ

56kcal 糖質 **6.0**g

ワンタン20g

たんぱく質 4.1g

塩分 1.1g

脂質 1.9g

食物繊維 0.4g

しいたけと卵の中華スープ

41kcal 糖質 **1.2**g

卵20g
しいたけ (乾) 1g

たんぱく質 4.1g

塩分 0.9g

脂質 2.1g

食物繊維 0.6g

コーンポタージュ

201kcal 糖質 **19.9**g

ホールコーン20g

たんぱく質 3.9g

塩分 2.1g

脂質 12.1g

食物繊維 1.9g

かぼちゃのポタージュ

150kcal 糖質 **15.0**g

かぼちゃ60g

たんぱく質 3.0g

塩分 1.5g

脂質 9.3g

食物繊維 2.4g

キャロットスープ

103kcal 糖質 **5.4**g

にんじん60g

たんぱく質 2.2g

塩分 0.2g

脂質 8.3g

食物繊維 1.7g

ミネストローネ

109kcal 糖質 **9.9**g

マカロニ (乾) 5g

たんぱく質 2.5g

塩分 1.4g

脂質 6.2g

食物繊維 2.9g

オニオングラタンスープ

126kcal 糖質 **12.3**g

玉ねぎ50g
フランスパン15g

たんぱく質 5.6g

塩分 1.6g

脂質 6.0g

食物繊維 1.2g

ポトフ

193kcal 糖質 **9.2**g

鶏手羽元70g
キャベツ40g

たんぱく質 17.9g

塩分 1.7g

脂質 9.1g

食物繊維 7.3g

クラムチャウダー

151kcal 糖質 **13.6**g

あさり30g

たんぱく質 8.3g

塩分 1.9g

脂質 7.4g

食物繊維 3.6g

ビシソワーズ

142kcal 糖質 **10.4**g

じゃがいも45g

たんぱく質 3.9g

塩分 1.5g

脂質 9.5g

食物繊維 1.8g

副菜・汁もの　汁もの

つけ合わせ・薬味

ほとんどが低糖質。食物繊維やビタミンを摂取するために、積極的に食べましょう。

青じそ

0kcal　糖質 **0.0**g

1g
たんぱく質 0.0g
塩分 0.0g
脂質 0.0g
食物繊維 0.1g

トマト（くし形切り）

3kcal　糖質 **0.6**g

1切れ=15g
たんぱく質 0.1g
塩分 0.0g
脂質 0.0g
食物繊維 0.2g

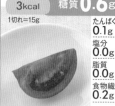

キャベツ（せん切り）

4kcal　糖質 **0.7**g

1食分=20g
たんぱく質 0.3g
塩分 0.0g
脂質 0.0g
食物繊維 0.4g

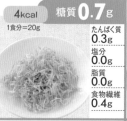

サニーレタス

2kcal　糖質 **0.1**g

2枚=10g
たんぱく質 0.1g
塩分 0.0g
脂質 0.0g
食物繊維 0.2g

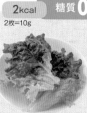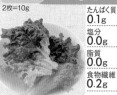

プチトマト

1kcal　糖質 **0.2**g

2個=4g
たんぱく質 0.0g
塩分 0.0g
脂質 0.0g
食物繊維 0.1g

グリーンカール

2kcal　糖質 **0.1**g

2枚=10g
たんぱく質 0.1g
塩分 0.0g
脂質 0.0g
食物繊維 0.2g

パセリ

0kcal　糖質 **0.0**g

1枝=1g
たんぱく質 0.0g
塩分 0.0g
脂質 0.0g
食物繊維 0.1g

レモン

1kcal　糖質 **0.4**g

1切れ=果汁5g
たんぱく質 0.0g
塩分 0.0g
脂質 0.0g
食物繊維 0.0g

ししとう

2kcal　糖質 **0.2**g

2本=10g
たんぱく質 0.2g
塩分 0.0g
脂質 0.0g
食物繊維 0.3g

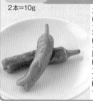

大根（せん切り）

5kcal　糖質 **0.8**g

1食分=30g
たんぱく質 0.1g
塩分 0.0g
脂質 0.0g
食物繊維 0.4g

長ねぎ（小口切り）

4kcal　糖質 **0.5**g

10g
たんぱく質 0.1g
塩分 0.0g
脂質 0.0g
食物繊維 0.3g

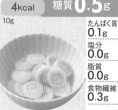

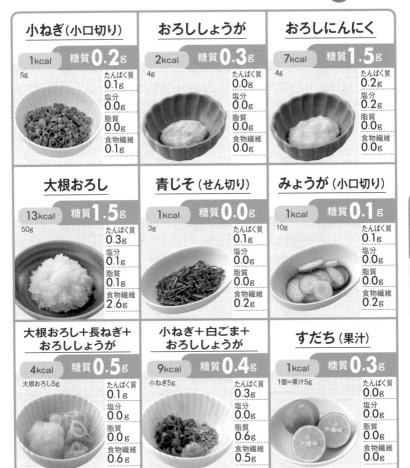

小ねぎ（小口切り）

1kcal 糖質 **0.2**g

5g

たんぱく質 **0.1**g
塩分 **0.0**g
脂質 **0.0**g
食物繊維 **0.1**g

おろししょうが

2kcal 糖質 **0.3**g

4g

たんぱく質 **0.0**g
塩分 **0.0**g
脂質 **0.0**g
食物繊維 **0.0**g

おろしにんにく

7kcal 糖質 **1.5**g

4g

たんぱく質 **0.2**g
塩分 **0.2**g
脂質 **0.0**g
食物繊維 **0.0**g

大根おろし

13kcal 糖質 **1.5**g

50g

たんぱく質 **0.3**g
塩分 **0.1**g
脂質 **0.1**g
食物繊維 **2.6**g

青じそ（せん切り）

1kcal 糖質 **0.0**g

3g

たんぱく質 **0.1**g
塩分 **0.0**g
脂質 **0.0**g
食物繊維 **0.2**g

みょうが（小口切り）

1kcal 糖質 **0.1**g

10g

たんぱく質 **0.1**g
塩分 **0.0**g
脂質 **0.0**g
食物繊維 **0.2**g

大根おろし＋長ねぎ＋おろししょうが

4kcal 糖質 **0.5**g

大根おろし5g

たんぱく質 **0.1**g
塩分 **0.0**g
脂質 **0.0**g
食物繊維 **0.6**g

小ねぎ＋白ごま＋おろししょうが

9kcal 糖質 **0.4**g

小ねぎ5g

たんぱく質 **0.3**g
塩分 **0.0**g
脂質 **0.6**g
食物繊維 **0.5**g

すだち（果汁）

1kcal 糖質 **0.3**g

1個＝果汁5g

たんぱく質 **0.0**g
塩分 **0.0**g
脂質 **0.0**g
食物繊維 **0.0**g

副菜・汁もの

つけ合わせ・薬味

COLUMN つけ合わせ、薬味の役割

肉や魚料理に添えるせん切りキャベツやレタスは、食物繊維を含み、血糖値の上昇スピードがゆるやかになります。主菜の前に食べるのがおすすめ。

麺料理に添えられるねぎや青じそ、しょうがなどは、食感や彩りのアクセントとなり、薄味でも満足感がアップします。

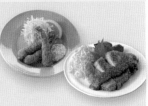

1日にとりたい野菜の量

350gがめやす

　根菜以外の野菜は糖質やカロリーが比較的低いので、積極的に食べたい食品。緑黄色野菜のβ-カロテンや、淡色野菜の食物繊維が生活習慣病予防に役立ちます。

　厚生労働省で推奨している、健康のために**1日にとりたい野菜の目標量は350g**で、そのうち**120gを緑黄色野菜、230gを淡色野菜**にするのを目標としています。1食あたり、生の状態で**両手1杯分(約120g)**ほどの量をめやすに食べましょう。

糖質の低い緑黄色野菜

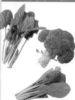

100gあたりの糖質量
青じそ…0.2g
ほうれん草…0.3g
小松菜…0.5g
モロヘイヤ…0.4g
春菊…0.7g
チンゲン菜…0.8g
ブロッコリー…1.5g
サラダ菜…0.9g

糖質の低い淡色野菜

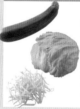

100gあたりの糖質量
緑豆もやし…1.3g
ズッキーニ…1.5g
レタス…1.7g
白菜…1.9g
みょうが…0.5g
ゴーヤ…1.3g
きゅうり…1.9g
セロリ…2.1g

冷凍野菜も利用して

　なかなか野菜がとれないときは、市販の冷凍野菜を利用してもOK。冷凍野菜は収穫直後に冷凍されるため、ほとんどのビタミンやミネラルは、失われることはありません。

野菜を冷凍しておくと便利

　時間のあるときに自分で野菜を冷凍しておくのもおすすめ。きのこ類は生のまま、青菜やかぼちゃ、ブロッコリー、グリーンアスパラガスなどはゆでて水けをふき取り、小分けにして、ジッパーつき保存袋で冷凍しましょう。

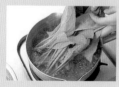
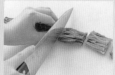
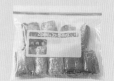

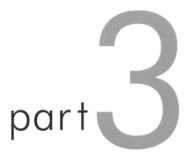

part **3**

外食・弁当編

定食やお弁当、コンビニフード、レトルト食品などの
外食・中食（なかしょく）をそろえました。食生活すべてをこれらでまかなう
のではなく、上手に選んで適量を取り入れましょう。

ひと目でわかる
低糖質料理
外食・弁当

※1食分あたり

低

焼き鳥・もも（塩）

糖質
0.0g

たこのカルパッチョ

糖質
0.8g

サラダチキン（プレーン）

糖質
1.3g

ほっけの塩焼き
糖質
1.6g

中

焼きなす

糖質
3.7g

えびのアヒージョ
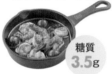
糖質
3.5g

ゆでそら豆

糖質
6.5g

高

幕の内弁当
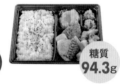
糖質
94.3g

ミックスフライ定食
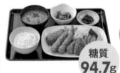
糖質
94.7g

カツカレー

糖質
111.6g

選ぶポイント

外食やお弁当は、主食、主菜、副菜がそろうものを選び、お店の人に伝えて、あらかじめごはんを小盛りにしてもらうと糖質量がセーブできます。居酒屋では、肉や魚をシンプルに調理したおつまみを選びましょう。

外食・弁当

定食・ファミレス

ごはんの量が多ければ、小盛りにしてもらうか、残すようにしましょう。

さばの塩焼き定食

502kcal　糖質 **58.0**g

さば80g　ごはん150g

たんぱく質 **28.9**g
塩分 **4.6**g
脂質 **19.5**g
食物繊維 **7.1**g

鮭の塩焼き定食

410kcal　糖質 **56.7**g

鮭80g　ごはん150g

たんぱく質 **31.6**g
塩分 **3.7**g
脂質 **5.6**g
食物繊維 **5.6**g

ほっけの塩焼き定食

511kcal　糖質 **58.5**g

ほっけ120g　ごはん150g

たんぱく質 **36.9**g
塩分 **7.9**g
脂質 **14.6**g
食物繊維 **7.1**g

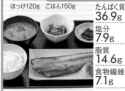

さばのみそ煮定食

528kcal　糖質 **69.3**g

さば70g　ごはん150g

たんぱく質 **25.9**g
塩分 **7.1**g
脂質 **14.5**g
食物繊維 **6.8**g

銀だらの煮つけ定食

509kcal　糖質 **64.6**g

たら80g　ごはん150g

たんぱく質 **20.5**g
塩分 **6.5**g
脂質 **16.4**g
食物繊維 **6.0**g

天ぷら定食

544kcal　糖質 **80.7**g

えび天60g　ごはん150g

たんぱく質 **20.9**g
塩分 **5.7**g
脂質 **15.1**g
食物繊維 **7.0**g

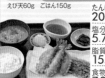

えびフライ定食

570kcal　糖質 **68.3**g

えび100g　ごはん150g

たんぱく質 **33.0**g
塩分 **6.1**g
脂質 **17.8**g
食物繊維 **7.0**g

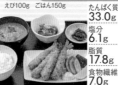

ミックスフライ定食

921kcal　糖質 **94.7**g

えび50g　かき20g　ごはん150g

たんぱく質 **33.7**g
塩分 **7.1**g
脂質 **45.2**g
食物繊維 **8.3**g

刺身定食

462kcal　糖質 **59.4**g

まぐろ35g　ぶり40g　ごはん150g

たんぱく質 **31.9**g
塩分 **6.6**g
脂質 **11.3**g
食物繊維 **5.8**g

焼き肉定食

878kcal　糖質 **71.2**g

牛肩ロース肉150g　ごはん150g

たんぱく質 **35.5**g
塩分 **6.0**g
脂質 **50.5**g
食物繊維 **8.1**g

鶏のから揚げ定食

603kcal　糖質 **68.2**g

鶏もも肉100g　ごはん150g

たんぱく質 **26.8**g
塩分 **6.7**g
脂質 **23.8**g
食物繊維 **6.4**g

外食・弁当　定食・ファミレス

ロースカツ定食

681kcal　糖質**66.8**g

ロースとんかつ90g
ごはん150g

たんぱく質 **28.9**g
塩分 **4.9**g
脂質 **33.9**g
食物繊維 **7.0**g

ヒレカツ定食

598kcal　糖質**69.9**g

ヒレカツ80g
ごはん150g

たんぱく質 **29.2**g
塩分 **5.0**g
脂質 **21.8**g
食物繊維 **7.0**g

豚のしょうが焼き定食

556kcal　糖質**63.8**g

豚肩ロース肉80g
ごはん150g

たんぱく質 **23.6**g
塩分 **6.1**g
脂質 **21.0**g
食物繊維 **6.8**g

ステーキ定食

933kcal　糖質**63.4**g

牛サーロイン肉150g
ごはん150g

たんぱく質 **35.3**g
塩分 **7.8**g
脂質 **59.8**g
食物繊維 **7.2**g

肉野菜炒め定食

633kcal　糖質**65.3**g

豚バラ肉75g
キャベツ85g　ごはん150g

たんぱく質 **21.5**g
塩分 **5.7**g
脂質 **31.3**g
食物繊維 **8.5**g

ハンバーググリル
デミグラスソース（単品）

416kcal　糖質**30.5**g

ハンバーグ130g

たんぱく質 **22.3**g
塩分 **2.6**g
脂質 **20.9**g
食物繊維 **4.9**g

和風ハンバーググリル
（単品）

450kcal　糖質**39.4**g

ハンバーグ130g

たんぱく質 **21.3**g
塩分 **5.9**g
脂質 **18.7**g
食物繊維 **4.5**g

イタリアンハンバーグ
グリル（単品）

390kcal　糖質**21.2**g

ハンバーグ130g

たんぱく質 **23.6**g
塩分 **2.0**g
脂質 **23.4**g
食物繊維 **4.5**g

ステーキグリル
（単品）

708kcal　糖質**10.6**g

牛サーロイン肉150g

たんぱく質 **27.4**g
塩分 **3.4**g
脂質 **61.0**g
食物繊維 **2.6**g

パン＋サラダ
＋ポタージュスープ

421kcal　糖質**45.2**g

ロールパン70g
スープ150ml

たんぱく質 **10.1**g
塩分 **2.9**g
脂質 **22.4**g
食物繊維 **3.0**g

パン＋サラダ
＋コンソメスープ

342kcal　糖質**34.6**g

ロールパン70g
スープ150ml

たんぱく質 **9.7**g
塩分 **1.8**g
脂質 **18.5**g
食物繊維 **2.2**g

ごはん＋みそ汁
＋柴漬け

259kcal　糖質**55.9**g

ごはん150g
みそ汁150ml

たんぱく質 **5.5**g
塩分 **2.1**g
脂質 **1.1**g
食物繊維 **3.2**g

外食・弁当

弁当

ごはんだけでなく、副菜のポテトサラダやスパゲッティも糖質が高いので注意しましょう。

鮭弁当

435kcal 糖質**60.1**g

ごはん150g 鮭80g

たんぱく質	31.0g
塩分	2.3g
脂質	7.2g
食物繊維	3.8g

のり弁当

561kcal 糖質**91.1**g

ごはん230g たら50g

たんぱく質	18.8g
塩分	0.9g
脂質	13.8g
食物繊維	4.6g

幕の内弁当

679kcal 糖質**94.3**g

ごはん230g さば25g 筑前煮40g

たんぱく質	30.5g
塩分	2.8g
脂質	21.0g
食物繊維	5.9g

鶏のから揚げ弁当

795kcal 糖質**81.7**g

鶏のから揚げ150g

たんぱく質	42.5g
塩分	4.9g
脂質	33.3g
食物繊維	5.1g

デミグラスハンバーグ弁当

599kcal 糖質**79.9**g

ごはん150g ハンバーグ100g

たんぱく質	22.0g
塩分	3.0g
脂質	20.2g
食物繊維	5.9g

豚のしょうが焼き弁当

523kcal 糖質**61.5**g

ごはん150g 豚肩ロース肉80g

たんぱく質	19.2g
塩分	2.3g
脂質	21.1g
食物繊維	3.7g

ホイコーロー弁当

457kcal 糖質**59.1**g

ごはん150g 豚バラ肉30g

たんぱく質	10.1g
塩分	1.0g
脂質	20.0g
食物繊維	4.7g

かきフライ弁当

629kcal 糖質**90.7**g

ごはん150g かきフライ100g

たんぱく質	12.6g
塩分	2.1g
脂質	24.3g
食物繊維	3.4g

チキン南蛮弁当

796kcal 糖質**79.0**g

ごはん150g 鶏のから揚げ120g

たんぱく質	35.3g
塩分	4.5g
脂質	37.6g
食物繊維	5.0g

おろしチキン竜田弁当

803kcal 糖質**83.3**g

ごはん150g 鶏のから揚げ150g

たんぱく質	42.9g
塩分	5.9g
脂質	33.1g
食物繊維	6.1g

ロースカツ弁当

722kcal 糖質**65.5**g

ごはん150g ロースとんカツ100g

たんぱく質	26.6g
塩分	1.1g
脂質	41.1g
食物繊維	4.2g

外食・弁当

弁当

さばの塩焼き弁当

481kcal　糖質 **59.3**g

ごはん150g　さば70g

たんぱく質 **25.1**g
塩分 **2.6**g
脂質 **18.0**g
食物繊維 **4.3**g

さばのみそ煮弁当

542kcal　糖質 **71.5**g

ごはん150g　さば70g

たんぱく質 **24.9**g
塩分 **5.3**g
脂質 **15.4**g
食物繊維 **5.4**g

ぶりの照り焼き弁当

565kcal　糖質 **69.0**g

ごはん150g　ぶり70g

たんぱく質 **24.0**g
塩分 **5.1**g
脂質 **20.7**g
食物繊維 **4.3**g

ほっけの塩焼き弁当

485kcal　糖質 **59.2**g

ごはん150g　ほっけ100g

たんぱく質 **31.1**g
塩分 **4.1**g
脂質 **14.4**g
食物繊維 **3.8**g

カツカレー

1014kcal　糖質 **111.6**g

ごはん250g　ロースとんカツ90g

たんぱく質 **30.9**g
塩分 **3.7**g
脂質 **51.1**g
食物繊維 **6.2**g

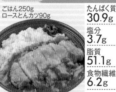

親子丼

572kcal　糖質 **98.3**g

ごはん250g　親子丼の具180g

たんぱく質 **21.4**g
塩分 **1.8**g
脂質 **10.1**g
食物繊維 **4.5**g

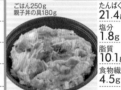

天丼

701kcal　糖質 **111.7**g

ごはん250g　えび天40g　いか天60g

たんぱく質 **25.8**g
塩分 **1.6**g
脂質 **16.9**g
食物繊維 **6.0**g

豚丼

693kcal　糖質 **98.3**g

ごはん250g　豚肩ロース肉100g

たんぱく質 **26.2**g
塩分 **2.7**g
脂質 **22.0**g
食物繊維 **4.3**g

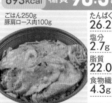

焼き肉丼

846kcal　糖質 **104.2**g

ごはん250g　牛肩ロース肉120g

たんぱく質 **27.7**g
塩分 **3.1**g
脂質 **36.3**g
食物繊維 **4.6**g

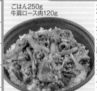

COLUMN

お弁当の選び方

　お弁当を選ぶときは、揚げものばかりのものや、豚丼など副菜がないものは避けて。おすすめは幕の内弁当。肉や魚、野菜の煮ものなどがバランスよく食べられます。野菜のお惣菜やサラダをプラスし、ごはんを残しましょう。

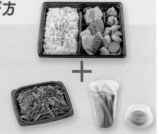

外食・弁当

居酒屋

いか焼きやほっけなど、低糖質メニューがたくさんあります。ただし、シメの麺類はNG。

ゆで枝豆

59kcal 糖質 **2.2**g

枝豆50g

たんぱく質 5.8g
塩分 0.8g
脂質 3.1g
食物繊維 2.3g

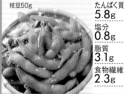

ゆでそら豆

52kcal 糖質 **6.5**g

そらまめ50g

たんぱく質 5.3g
塩分 0.5g
脂質 0.1g
食物繊維 2.0g

冷や奴

64kcal 糖質 **1.9**g

絹ごし豆腐100g

たんぱく質 6.0g
塩分 0.7g
脂質 3.5g
食物繊維 1.4g

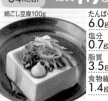

たこわさ

90kcal 糖質 **8.8**g

生だこ65g

たんぱく質 11.4g
塩分 3.1g
脂質 0.7g
食物繊維 0.4g

揚げ出し豆腐

158kcal 糖質 **10.0**g

絹ごし豆腐100g

たんぱく質 6.0g
塩分 1.5g
脂質 9.6g
食物繊維 2.0g

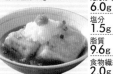

いか焼き

104kcal 糖質 **1.7**g

するめいか70g

たんぱく質 12.9g
塩分 0.9g
脂質 5.1g
食物繊維 0.1g

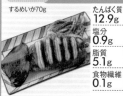

ほっけの塩焼き

204kcal 糖質 **1.6**g

ほっけ120g

たんぱく質 25.3g
塩分 3.1g
脂質 11.3g
食物繊維 1.0g

生春巻き

162kcal 糖質 **20.7**g

ライスペーパー2g
ビーフン (乾) 15g

たんぱく質 18.5g
塩分 0.8g
脂質 0.9g
食物繊維 1.1g

いたわさ

70kcal 糖質 **9.5**g

かまぼこ45g わさび漬け20g

たんぱく質 6.8g
塩分 1.6g
脂質 0.5g
食物繊維 0.5g

しらすおろし

20kcal 糖質 **1.6**g

大根50g しらす干し5g

たんぱく質 1.8g
塩分 0.7g
脂質 0.2g
食物繊維 2.6g

もつ煮込み

189kcal 糖質 **8.3**g

牛もつ100g

たんぱく質 15.1g
塩分 3.8g
脂質 8.3g
食物繊維 3.8g

外食・弁当

居酒屋

なんこつのから揚げ

68kcal 糖質**4.2**g

鶏なんこつ50g

たんぱく質 6.3g
塩分 0.7g
脂質 2.7g
食物繊維 0.0g

塩昆布キャベツ

28kcal 糖質**1.4**g

キャベツ25g

たんぱく質 0.7g
塩分 0.5g
脂質 2.1g
食物繊維 0.8g

冷やしトマト

110kcal 糖質**6.0**g

トマト150g

たんぱく質 1.2g
塩分 0.2g
脂質 9.3g
食物繊維 1.5g

もろみきゅうり

35kcal 糖質**6.1**g

きゅうり100g

たんぱく質 1.6g
塩分 0.5g
脂質 0.4g
食物繊維 1.4g

きゅうりの梅あえ

71kcal 糖質**4.4**g

きゅうり100g
梅干し10g

たんぱく質 1.9g
塩分 1.6g
脂質 5.0g
食物繊維 1.5g

焼きなす

28kcal 糖質**3.7**g

なす100g

たんぱく質 2.4g
塩分 0.9g
脂質 0.2g
食物繊維 2.5g

いかの塩辛

34kcal 糖質**2.0**g

1食分=30g

たんぱく質 4.6g
塩分 2.1g
脂質 1.0g
食物繊維 0.0g

ソーセージ盛り合わせ

209kcal 糖質**2.9**g

ソーセージ60g

たんぱく質 7.5g
塩分 1.4g
脂質 19.6g
食物繊維 0.1g

たこのカルパッチョ

76kcal 糖質**0.8**g

たこ50g

たんぱく質 11.0g
塩分 0.8g
脂質 3.4g
食物繊維 0.3g

レバーパテ

197kcal 糖質**1.1**g

鶏レバー50g

たんぱく質 9.6g
塩分 1.1g
脂質 14.3g
食物繊維 0.2g

えびのアヒージョ

334kcal 糖質**3.5**g

えび60g　プチトマト40g

たんぱく質 11.8g
塩分 1.0g
脂質 30.3g
食物繊維 0.8g

ガーリックトースト

246kcal 糖質**33.4**g

フランスパン60g　バター10g

たんぱく質 5.9g
塩分 1.2g
脂質 8.9g
食物繊維 1.7g

焼き鳥

鶏肉の糖質は低めですが、味つけに注意。たれよりも、塩とレモンがおすすめ。

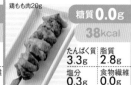

もも（たれ）

鶏もも肉20g

糖質 **2.6**g
50kcal

たんぱく質	脂質
3.6g	2.8g

塩分	食物繊維
0.6g	0.0g

もも（塩）

鶏もも肉20g

糖質 **0.0**g
38kcal

たんぱく質	脂質
3.3g	2.8g

塩分	食物繊維
0.3g	0.0g

つくね（たれ）

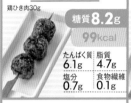

鶏ひき肉30g

糖質 **8.2**g
99kcal

たんぱく質	脂質
6.1g	4.7g

塩分	食物繊維
0.7g	0.1g

つくね（塩）

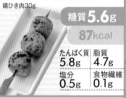

鶏ひき肉30g

糖質 **5.6**g
87kcal

たんぱく質	脂質
5.8g	4.7g

塩分	食物繊維
0.5g	0.1g

レバー（たれ）

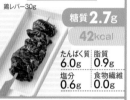

鶏レバー30g

糖質 **2.7**g
42kcal

たんぱく質	脂質
6.0g	0.9g

塩分	食物繊維
0.0g	0.0g

レバー（塩）

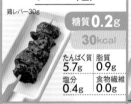

鶏レバー30g

糖質 **0.2**g
30kcal

たんぱく質	脂質
5.7g	0.9g

塩分	食物繊維
0.4g	0.0g

砂肝（たれ）

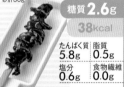

砂肝30g

糖質 **2.6**g
38kcal

たんぱく質	脂質
5.8g	0.5g

塩分	食物繊維
0.6g	0.0g

砂肝（塩）

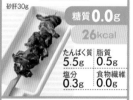

砂肝30g

糖質 **0.0**g
26kcal

たんぱく質	脂質
5.5g	0.5g

塩分	食物繊維
0.3g	0.0g

鶏皮（たれ）

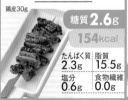

鶏皮30g

糖質 **2.6**g
154kcal

たんぱく質	脂質
2.3g	15.5g

塩分	食物繊維
0.6g	0.0g

鶏皮（塩）

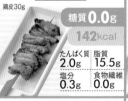

鶏皮30g

糖質 **0.0**g
142kcal

たんぱく質	脂質
2.0g	15.5g

塩分	食物繊維
0.3g	0.0g

なんこつ（たれ）

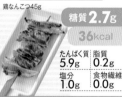

鶏なんこつ45g

糖質 **2.7**g
36kcal

たんぱく質	脂質
5.9g	0.2g

塩分	食物繊維
1.0g	0.0g

なんこつ（塩）

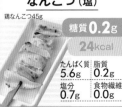

鶏なんこつ45g

糖質 **0.2**g
24kcal

たんぱく質	脂質
5.6g	0.2g

塩分	食物繊維
0.7g	0.0g

盛り合わせ（たれ）

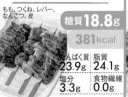

もも、つくね、レバー、なんこつ、皮

糖質 **18.8**g
381kcal

たんぱく質	脂質
23.9g	24.1g

塩分	食物繊維
3.3g	0.0g

盛り合わせ（塩）

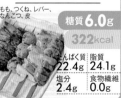

もも、つくね、レバー、なんこつ、皮

糖質 **6.0**g
322kcal

たんぱく質	脂質
22.4g	24.1g

塩分	食物繊維
2.4g	0.0g

すし

米酢と砂糖をたっぷり使ったすしめしは高糖質なので、控えめにしましょう。

まぐろ

44kcal　糖質 **4.8**g

まぐろ15g　ごはん13g

たんぱく質 **4.0**g
塩分 **0.1**g
脂質 **1.2**g
食物繊維 **0.2**g

中トロ

55kcal　糖質 **4.8**g

中トロ15g　ごはん13g

たんぱく質 **3.7**g
塩分 **0.1**g
脂質 **2.6**g
食物繊維 **0.2**g

大トロ

67kcal　糖質 **4.8**g

大トロ15g　ごはん13g

たんぱく質 **3.3**g
塩分 **0.1**g
脂質 **4.2**g
食物繊維 **0.2**g

サーモン

47kcal　糖質 **4.8**g

サーモン15g　ごはん13g

たんぱく質 **3.4**g
塩分 **0.1**g
脂質 **1.7**g
食物繊維 **0.2**g

あじ

38kcal　糖質 **4.8**g

あじ15g　ごはん13g

たんぱく質 **3.3**g
塩分 **0.1**g
脂質 **0.7**g
食物繊維 **0.3**g

ほたて

33kcal　糖質 **5.3**g

ほたて15g　ごはん13g

たんぱく質 **2.9**g
塩分 **0.1**g
脂質 **0.1**g
食物繊維 **0.2**g

たい

41kcal　糖質 **4.8**g

たい15g　ごはん13g

たんぱく質 **3.5**g
塩分 **0.1**g
脂質 **0.9**g
食物繊維 **0.2**g

煮あなご

50kcal　糖質 **5.5**g

あなご15g　ごはん13g

たんぱく質 **3.0**g
塩分 **0.2**g
脂質 **1.9**g
食物繊維 **0.2**g

うに

33kcal　糖質 **5.1**g

うに10g　ごはん13g

たんぱく質 **2.1**g
塩分 **0.2**g
脂質 **0.5**g
食物繊維 **0.3**g

いくら

47kcal　糖質 **4.8**g

いくら10g　ごはん13g

たんぱく質 **3.7**g
塩分 **0.3**g
脂質 **1.6**g
食物繊維 **0.3**g

たこ

35kcal　糖質 **4.8**g

たこ15g　ごはん13g

たんぱく質 **3.6**g
塩分 **0.2**g
脂質 **0.1**g
食物繊維 **0.2**g

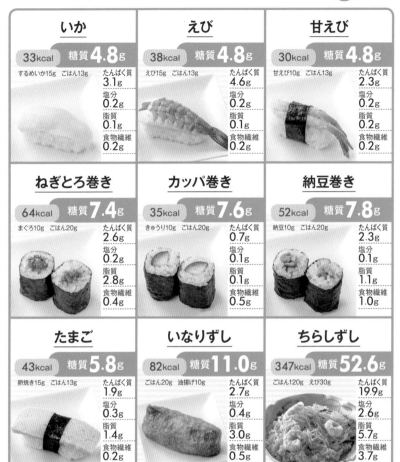

いか

33kcal　糖質 **4.8**g

するめいか15g　ごはん13g

たんぱく質 3.1g
塩分 0.2g
脂質 0.1g
食物繊維 0.2g

えび

38kcal　糖質 **4.8**g

えび15g　ごはん13g

たんぱく質 4.6g
塩分 0.2g
脂質 0.1g
食物繊維 0.2g

甘えび

30kcal　糖質 **4.8**g

甘えび10g　ごはん13g

たんぱく質 2.3g
塩分 0.2g
脂質 0.2g
食物繊維 0.2g

ねぎとろ巻き

64kcal　糖質 **7.4**g

まぐろ10g　ごはん20g

たんぱく質 2.6g
塩分 0.2g
脂質 2.8g
食物繊維 0.4g

カッパ巻き

35kcal　糖質 **7.6**g

きゅうり10g　ごはん20g

たんぱく質 0.7g
塩分 0.1g
脂質 0.1g
食物繊維 0.5g

納豆巻き

52kcal　糖質 **7.8**g

納豆10g　ごはん20g

たんぱく質 2.3g
塩分 0.1g
脂質 1.1g
食物繊維 1.0g

たまご

43kcal　糖質 **5.8**g

卵焼き15g　ごはん13g

たんぱく質 1.9g
塩分 0.3g
脂質 1.4g
食物繊維 0.2g

いなりずし

82kcal　糖質 **11.0**g

ごはん20g　油揚げ10g

たんぱく質 2.7g
塩分 0.4g
脂質 3.0g
食物繊維 0.5g

ちらしずし

347kcal　糖質 **52.6**g

ごはん120g　えび30g

たんぱく質 19.9g
塩分 2.6g
脂質 5.7g
食物繊維 3.7g

外食・弁当　すし

COLUMN

すしを食べるときのポイント

すしめしには砂糖がたっぷり使われており、糖質が高めです。しゃりを小さめに握ってもらうか、お造りだけにしましょう。また、すしだけだと野菜不足になりがちなので、小鉢やサラダを頼み、最初に食べると、食物繊維が糖質の吸収速度を遅くしてくれます。

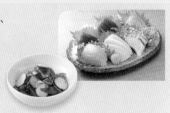

焼き肉

肉の糖質は低いのですが、焼き肉のたれの糖質が高いので、タン塩などを選んで。

カルビ

381kcal　糖質 **0.3**g

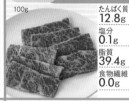

100g
たんぱく質 12.8g
塩分 0.1g
脂質 39.4g
食物繊維 0.0g

ロース

380kcal　糖質 **0.2**g

100g
たんぱく質 14.1g
塩分 0.1g
脂質 37.1g
食物繊維 0.0g

ハラミ

288kcal　糖質 **0.3**g

100g
たんぱく質 14.8g
塩分 0.1g
脂質 27.3g
食物繊維 0.0g

タン

318kcal　糖質 **0.2**g

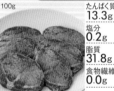

100g
たんぱく質 13.3g
塩分 0.2g
脂質 31.8g
食物繊維 0.0g

豚タン

205kcal　糖質 **0.1**g

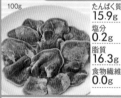

100g
たんぱく質 15.9g
塩分 0.2g
脂質 16.3g
食物繊維 0.0g

豚カルビ

366kcal　糖質 **0.1**g

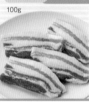

100g
たんぱく質 14.4g
塩分 0.1g
脂質 35.4g
食物繊維 0.0g

豚ネック（トントロ）

201kcal　糖質 **0.2**g

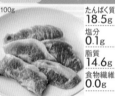

100g
たんぱく質 18.5g
塩分 0.1g
脂質 14.6g
食物繊維 0.0g

ホルモン

150kcal　糖質 **0.0**g

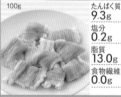

100g
たんぱく質 9.3g
塩分 0.2g
脂質 13.0g
食物繊維 0.0g

カルビクッパ

609kcal　糖質 **59.6**g

牛肉60g　ごはん150g
たんぱく質 19.1g
塩分 4.7g
脂質 32.7g
食物繊維 4.4g

海鮮チヂミ

501kcal　糖質 **48.8**g

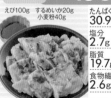

えび100g　するめいか20g
小麦粉40g
たんぱく質 30.9g
塩分 2.7g
脂質 19.7g
食物繊維 2.6g

チョレギサラダ

73kcal　糖質 **3.6**g

レタス180g　韓国のり2g
たんぱく質 2.3g
塩分 0.6g
脂質 5.3g
食物繊維 2.7g

外食・弁当

天ぷら

衣に小麦粉が使われているので、糖質が高く、カロリー・脂質も高いので、ご注意を。

えび

116kcal	糖質 3.4g

えび60g

たんぱく質	12.0g
塩分	0.2g
脂質	6.2g
食物繊維	0.5g

いか

105kcal	糖質 3.3g

いか60g

たんぱく質	10.0g
塩分	0.2g
脂質	6.5g
食物繊維	0.5g

きす

140kcal	糖質 4.3g

きす60g

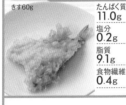

たんぱく質	11.0g
塩分	0.2g
脂質	9.1g
食物繊維	0.4g

あなご

152kcal	糖質 2.1g

あなご45g

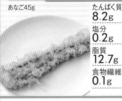

たんぱく質	8.2g
塩分	0.2g
脂質	12.7g
食物繊維	0.1g

ちくわ

139kcal	糖質 8.2g

ちくわ45g

たんぱく質	5.9g
塩分	1.0g
脂質	9.4g
食物繊維	0.1g

さつまいも

123kcal	糖質 21.2g

さつまいも60g

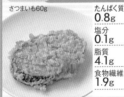

たんぱく質	0.8g
塩分	0.1g
脂質	4.1g
食物繊維	1.9g

かぼちゃ

113kcal	糖質 8.1g

かぼちゃ35g

たんぱく質	1.1g
塩分	0.0g
脂質	8.6g
食物繊維	1.3g

なす

50kcal	糖質 3.0g

なす30g

たんぱく質	0.5g
塩分	0.0g
脂質	4.2g
食物繊維	0.6g

れんこん

59kcal	糖質 4.8g

れんこん20g

たんぱく質	0.8g
塩分	0.0g
脂質	4.0g
食物繊維	0.5g

ほたて

50kcal	糖質 2.8g

ほたて20g

たんぱく質	3.8g
塩分	0.1g
脂質	2.7g
食物繊維	0.1g

かき揚げ

286kcal	糖質 4.4g

えび35g　玉ねぎ15g

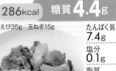

たんぱく質	7.4g
塩分	0.1g
脂質	27.1g
食物繊維	0.6g

串揚げ

衣やソースの糖質が高く、カロリー・塩分も高いので、食べすぎには注意しましょう。

牛肉

76kcal　糖質 **1.8**g

牛もも肉20g

たんぱく質 4.4g
塩分 0.0g
脂質 5.8g
食物繊維 0.1g

豚肉

72kcal　糖質 **1.7**g

豚もも肉20g

たんぱく質 4.6g
塩分 0.0g
脂質 5.3g
食物繊維 0.1g

ささみのしそ巻き

56kcal　糖質 **1.7**g

鶏ささみ20g

たんぱく質 5.3g
塩分 0.0g
脂質 3.3g
食物繊維 0.1g

えび

54kcal　糖質 **2.1**g

えび20g

たんぱく質 4.6g
塩分 0.1g
脂質 3.1g
食物繊維 0.1g

ウインナー

101kcal　糖質 **2.3**g

ウインナー20g

たんぱく質 2.9g
塩分 0.4g
脂質 9.3g
食物繊維 0.1g

れんこん

61kcal　糖質 **4.6**g

れんこん20g

たんぱく質 1.1g
塩分 0.1g
脂質 4.2g
食物繊維 0.5g

玉ねぎ

46kcal　糖質 **3.3**g

玉ねぎ20g

たんぱく質 0.9g
塩分 0.0g
脂質 3.2g
食物繊維 0.4g

アスパラガス

44kcal　糖質 **2.3**g

アスパラガス20g

たんぱく質 1.2g
塩分 0.0g
脂質 3.3g
食物繊維 0.5g

うずら卵

72kcal　糖質 **2.1**g

うずらの卵20g

たんぱく質 2.9g
塩分 0.1g
脂質 6.0g
食物繊維 0.1g

しいたけ

62kcal　糖質 **2.2**g

しいたけ20g

たんぱく質 1.3g
塩分 0.0g
脂質 5.3g
食物繊維 1.1g

ししとう

30kcal　糖質 **1.2**g

ししとう10g

たんぱく質 0.5g
塩分 0.0g
脂質 2.5g
食物繊維 0.4g

外食・弁当

コンビニ フード

肉まんやアメリカンドックは糖質が高いので、サラダチキンやおでんがおすすめ。

サラダチキン（プレーン）

97kcal 糖質 **1.3**g

1袋=100g

たんぱく質 20.2g
塩分 1.6g
脂質 1.1g
食物繊維 0.3g

サラダチキン（ハーブ）

93kcal 糖質 **0.0**g

1袋=100g

たんぱく質 20.3g
塩分 1.6g
脂質 1.1g
食物繊維 0.7g

ゆで卵（味つき）

65kcal 糖質 **0.6**g

1食分=50g

たんぱく質 5.8g
塩分 0.6g
脂質 4.3g
食物繊維 0.1g

えびグラタン

405kcal 糖質 **34.7**g

1食分=320g

たんぱく質 20.0g
塩分 2.6g
脂質 20.0g
食物繊維 3.2g

ミートソーススパゲッティ

572kcal 糖質 **71.8**g

1食分=380g

たんぱく質 20.7g
塩分 4.1g
脂質 21.0g
食物繊維 6.2g

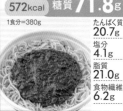

焼きぎょうざ（たれつき）

369kcal 糖質 **34.0**g

5個=150g

たんぱく質 12.7g
塩分 2.7g
脂質 19.5g
食物繊維 3.4g

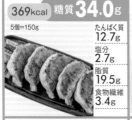

ぬか漬け

23kcal 糖質 **4.0**g

1食分=80g

たんぱく質 1.1g
塩分 3.8g
脂質 0.1g
食物繊維 1.4g

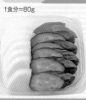

ポテトサラダ

182kcal 糖質 **12.7**g

1食分=120g

たんぱく質 1.8g
塩分 0.9g
脂質 13.8g
食物繊維 2.9g

野菜スティック（みそディップ）

146kcal 糖質 **4.9**g

野菜90g ディップ24g

たんぱく質 1.5g
塩分 0.9g
脂質 13.9g
食物繊維 1.5g

ほうれん草のごまあえ

58kcal 糖質 **2.4**g

1食分=60g

たんぱく質 2.9g
塩分 0.7g
脂質 3.5g
食物繊維 2.6g

ミックスビーンズのサラダ

62kcal 糖質 **2.5**g

1食分=50g

たんぱく質 3.6g
塩分 0.3g
脂質 3.8g
食物繊維 1.8g

外食・弁当 コンビニフード

123

ひと口から揚げ

324kcal 　糖質 **15.3**g

1パック=130g

たんぱく質	33.0g
塩分	3.5g
脂質	14.8g
食物繊維	1.2g

フライドポテト

298kcal 　糖質 **38.1**g

1パック=130g

たんぱく質	3.8g
塩分	0.0g
脂質	13.8g
食物繊維	4.0g

フライドチキン

198kcal 　糖質 **12.6**g

1個=100g

たんぱく質	13.5g
塩分	1.4g
脂質	10.3g
食物繊維	0.5g

から揚げ棒

199kcal 　糖質 **12.0**g

1本=75g

たんぱく質	11.5g
塩分	1.5g
脂質	11.5g
食物繊維	0.9g

フランクフルト

207kcal 　糖質 **4.3**g

1本=70g

たんぱく質	8.9g
塩分	1.3g
脂質	17.3g
食物繊維	0.0g

アメリカンドック

313kcal 　糖質 **40.2**g

1本=100g

たんぱく質	4.7g
塩分	1.7g
脂質	14.3g
食物繊維	2.4g

メンチカツ

232kcal 　糖質 **14.5**g

1個=85g

たんぱく質	9.1g
塩分	0.8g
脂質	15.9g
食物繊維	1.4g

男爵コロッケ

226kcal 　糖質 **23.2**g

1個=100g

たんぱく質	5.3g
塩分	0.7g
脂質	12.6g
食物繊維	2.0g

肉まん

233kcal 　糖質 **30.5**g

1個=100g

たんぱく質	7.0g
塩分	0.8g
脂質	8.9g
食物繊維	1.4g

あんまん

259kcal 　糖質 **43.0**g

1個=100g

たんぱく質	5.1g
塩分	0.1g
脂質	6.9g
食物繊維	2.4g

ピザまん

218kcal 　糖質 **28.0**g

1個=100g

たんぱく質	7.7g
塩分	0.9g
脂質	8.1g
食物繊維	1.1g

カレーまん

276kcal 　糖質 **30.9**g

1個=130g

たんぱく質	13.4g
塩分	1.2g
脂質	10.1g
食物繊維	4.8g

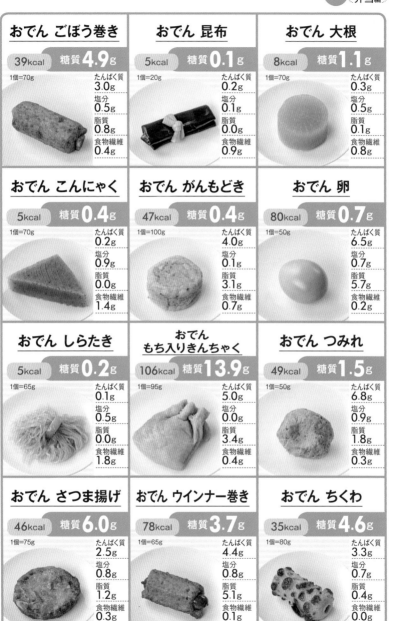

おでん ごぼう巻き

39kcal 糖質 **4.9**g

1個=70g
たんぱく質 3.0g
塩分 0.5g
脂質 0.8g
食物繊維 0.4g

おでん 昆布

5kcal 糖質 **0.1**g

1個=20g
たんぱく質 0.2g
塩分 0.1g
脂質 0.0g
食物繊維 0.9g

おでん 大根

8kcal 糖質 **1.1**g

1個=70g
たんぱく質 0.3g
塩分 0.5g
脂質 0.1g
食物繊維 0.8g

おでん こんにゃく

5kcal 糖質 **0.4**g

1個=70g
たんぱく質 0.2g
塩分 0.9g
脂質 0.0g
食物繊維 1.4g

おでん がんもどき

47kcal 糖質 **0.4**g

1個=100g
たんぱく質 4.0g
塩分 0.1g
脂質 3.1g
食物繊維 0.7g

おでん 卵

80kcal 糖質 **0.7**g

1個=50g
たんぱく質 6.5g
塩分 0.7g
脂質 5.7g
食物繊維 0.2g

おでん しらたき

5kcal 糖質 **0.2**g

1個=65g
たんぱく質 0.1g
塩分 0.5g
脂質 0.0g
食物繊維 1.8g

おでん もち入りきんちゃく

106kcal 糖質 **13.9**g

1個=95g
たんぱく質 5.0g
塩分 0.0g
脂質 3.4g
食物繊維 0.4g

おでん つみれ

49kcal 糖質 **1.5**g

1個=50g
たんぱく質 6.8g
塩分 0.9g
脂質 1.8g
食物繊維 0.3g

おでん さつま揚げ

46kcal 糖質 **6.0**g

1個=75g
たんぱく質 2.5g
塩分 0.8g
脂質 1.2g
食物繊維 0.3g

おでん ウインナー巻き

78kcal 糖質 **3.7**g

1個=65g
たんぱく質 4.4g
塩分 0.8g
脂質 5.1g
食物繊維 0.1g

おでん ちくわ

35kcal 糖質 **4.6**g

1個=80g
たんぱく質 3.3g
塩分 0.7g
脂質 0.4g
食物繊維 0.0g

外食・弁当

コンビニフード

あたりめ

61kcal 糖質 **0.1**g

1食分=20g

たんぱく質 13.8g
塩分 0.5g
脂質 0.9g
食物繊維 0.0g

味つきするめ

59kcal 糖質 **1.3**g

1食分=20g

たんぱく質 11.6g
塩分 1.2g
脂質 0.8g
食物繊維 0.0g

ビーフジャーキー

122kcal 糖質 **2.6**g

1食分=40g

たんぱく質 21.9g
塩分 1.9g
脂質 3.1g
食物繊維 0.0g

ほたて貝柱

74kcal 糖質 **1.7**g

1食分=23g

たんぱく質 15.1g
塩分 1.5g
脂質 0.3g
食物繊維 0.0g

チーズかまぼこ

24kcal 糖質 **2.4**g

1本=17g

たんぱく質 1.8g
塩分 0.4g
脂質 0.8g
食物繊維 0.0g

チーズたら

108kcal 糖質 **4.4**g

1食分=32g

たんぱく質 6.2g
塩分 1.0g
脂質 7.2g
食物繊維 0.3g

鮭とば

78kcal 糖質 **1.3**g

1食分=30g

たんぱく質 14.4g
塩分 2.1g
脂質 1.6g
食物繊維 0.2g

おつまみ昆布

30kcal 糖質 **3.9**g

1食分=12g

たんぱく質 1.5g
塩分 1.5g
脂質 0.2g
食物繊維 3.4g

茎わかめ

7kcal 糖質 **1.4**g

1食分=10g

たんぱく質 0.2g
塩分 0.6g
脂質 0.0g
食物繊維 0.4g

酢昆布

27kcal 糖質 **2.3**g

1食分=15g

たんぱく質 3.3g
塩分 0.6g
脂質 0.1g
食物繊維 2.0g

ねり梅

46kcal 糖質 **10.6**g

4粒=13g

たんぱく質 0.3g
塩分 0.6g
脂質 0.1g
食物繊維 0.3g

カリカリ梅

10kcal 糖質 **1.6**g

3粒=30g

たんぱく質 0.3g
塩分 1.5g
脂質 0.1g
食物繊維 0.7g

外食・弁当

インスタント・レトルト

糖質・塩分が高く、食品添加物が使われているものも多いので、控えめにしましょう。

カップラーメン（しょうゆ）

334kcal 糖質**38.8**g

1食分=80g

たんぱく質 8.0g
塩分 5.0g
脂質 15.3g
食物繊維 4.9g

カップラーメン（カレー）

385kcal 糖質**48.3**g

1食分=86g

たんぱく質 7.5g
塩分 4.4g
脂質 17.3g
食物繊維 2.8g

カップラーメン（シーフード）

319kcal 糖質**42.7**g

1食分=75g

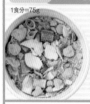

たんぱく質 8.7g
塩分 4.3g
脂質 12.2g
食物繊維 1.9g

カップラーメン（生麺タイプ・しょうゆ）

412kcal 糖質**54.2**g

1食分=112g

たんぱく質 11.5g
塩分 6.3g
脂質 13.4g
食物繊維 7.2g

カップラーメン（生麺タイプ・とんこつ）

456kcal 糖質**48.8**g

1食分=113g

たんぱく質 13.7g
塩分 7.1g
脂質 19.7g
食物繊維 7.2g

カップラーメン（ノンフライ）

283kcal 糖質**50.6**g

1食分=90g

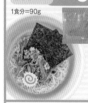

たんぱく質 8.3g
塩分 6.4g
脂質 5.2g
食物繊維 5.8g

即席中華麺

439kcal 糖質**59.0**g

1食分=100g

たんぱく質 10.1g
塩分 5.6g
脂質 19.1g
食物繊維 2.4g

即席ラーメン（味つき）

360kcal 糖質**51.9**g

1食分=85g

たんぱく質 8.6g
塩分 5.4g
脂質 14.2g
食物繊維 2.1g

カップきつねうどん

441kcal 糖質**53.6**g

1食分=100g

たんぱく質 10.9g
塩分 6.1g
脂質 20.0g
食物繊維 1.7g

カップ天ぷらそば

474kcal 糖質**49.0**g

1食分=101g

たんぱく質 12.4g
塩分 6.3g
脂質 24.5g
食物繊維 3.9g

カップ焼きそば

461kcal 糖質**59.6**g

1食分=115g

たんぱく質 9.4g
塩分 4.4g
脂質 21.4g
食物繊維 6.6g

外食・弁当

インスタント・レトルト

春雨スープ（かきたま）

| 62kcal | 糖質 **13.0**g |

1食分=18g

たんぱく質 **1.1**g
塩分 **1.9**g
脂質 **0.5**g
食物繊維 **0.5**g

レトルトカレー（甘口）

| 116kcal | 糖質 **17.6**g |

1食分=180g

たんぱく質 **3.4**g
塩分 **2.7**g
脂質 **3.2**g
食物繊維 **1.8**g

レトルトカレー（辛口）

| 115kcal | 糖質 **18.2**g |

1食分=180g

たんぱく質 **3.2**g
塩分 **2.7**g
脂質 **2.9**g
食物繊維 **1.6**g

レトルト クリームシチュー

| 138kcal | 糖質 **13.5**g |

1食分=180g

たんぱく質 **5.9**g
塩分 **1.6**g
脂質 **5.7**g
食物繊維 **2.2**g

レトルトパスタソース （ミートソース）

| 92kcal | 糖質 **9.5**g |

1食分=110g

たんぱく質 **2.6**g
塩分 **1.9**g
脂質 **4.7**g
食物繊維 **0.9**g

レトルトパスタソース （ナポリタンソース）

| 102kcal | 糖質 **12.1**g |

1食分=110g

たんぱく質 **1.2**g
塩分 **1.9**g
脂質 **5.2**g
食物繊維 **1.0**g

レトルト ミネストローネスープ

| 96kcal | 糖質 **13.9**g |

1食分=170g

たんぱく質 **2.0**g
塩分 **1.2**g
脂質 **3.1**g
食物繊維 **2.2**g

コーンスープ（粉末）

| 85kcal | 糖質 **13.5**g |

1食分=20g

たんぱく質 **1.6**g
塩分 **1.4**g
脂質 **2.7**g
食物繊維 **0.0**g

インスタントみそ汁 （生みそタイプ）

| 24kcal | 糖質 **2.5**g |

1食分=20g

たんぱく質 **1.8**g
塩分 **1.9**g
脂質 **0.7**g
食物繊維 **0.6**g

COLUMN

加工食品は控えめに

（1食分あたり）

　カップラーメンの麺の原料は小麦粉で、スープやかやくにも甘味料が使われることが多く、糖質が高めです。レトルト食品も小麦粉が使われることが多く、高糖質。さらに塩分、カロリーも高いのでほどほどにしましょう。

レトルトカレー（甘口）
糖質 **17.6**g

カップラーメン
（生麺タイプ・しょうゆ）
糖質 **54.2**g

外食・弁当

冷凍食品

忙しいときに便利ですが、全体的に糖質・塩分が高いので、控えめにしましょう。

ハンバーグ

99kcal 糖質 **4.5**g

1個=50g

たんぱく質 6.7g
塩分 0.5g
脂質 6.1g
食物繊維 0.6g

ぎょうざ

52kcal 糖質 **5.2**g

1個=25g

たんぱく質 1.7g
塩分 0.3g
脂質 2.8g
食物繊維 0.4g

ポテトコロッケ

113kcal 糖質 **11.6**g

1個=50g

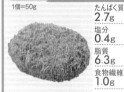

たんぱく質 2.7g
塩分 0.4g
脂質 6.3g
食物繊維 1.0g

クリームコロッケ

61kcal 糖質 **5.5**g

1個=25g

たんぱく質 1.3g
塩分 0.2g
脂質 4.0g
食物繊維 0.4g

メンチカツ

96kcal 糖質 **6.0**g

1個=35g

たんぱく質 3.7g
塩分 0.3g
脂質 6.5g
食物繊維 0.6g

えびフライ

71kcal 糖質 **5.9**g

1個=30g

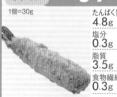

たんぱく質 4.8g
塩分 0.3g
脂質 3.5g
食物繊維 0.3g

ピラフ

219kcal 糖質 **42.9**g

1食分=150g

たんぱく質 5.0g
塩分 2.1g
脂質 3.5g
食物繊維 1.8g

えびグラタン

307kcal 糖質 **26.9**g

1食分=240g

たんぱく質 13.2g
塩分 2.4g
脂質 16.6g
食物繊維 2.2g

しゅうまい

86kcal 糖質 **8.0**g

3個=45g

たんぱく質 4.1g
塩分 0.6g
脂質 4.1g
食物繊維 0.8g

ピザ

212kcal 糖質 **26.9**g

1枚=100g

たんぱく質 9.9g
塩分 1.1g
脂質 6.7g
食物繊維 2.2g

焼きおにぎり

116kcal 糖質 **27.4**g

1個=70g

たんぱく質 2.2g
塩分 0.7g
脂質 0.2g
食物繊維 0.3g

外食・弁当

冷凍食品

缶詰

魚の水煮缶は糖質が低めです。蒲焼きやコンビーフなど味つけの濃いものほど糖質が高めです。

ツナ（水煮）

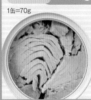

67kcal 糖質 **0.3**g

1缶=70g

たんぱく質 12.8g
塩分 0.5g
脂質 1.8g
食物繊維 0.0g

ツナ（油漬け）

195kcal 糖質 **0.1**g

1缶=70g

たんぱく質 13.2g
塩分 0.6g
脂質 16.5g
食物繊維 0.0g

さば（水煮）

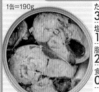

331kcal 糖質 **0.4**g

1缶=190g

たんぱく質 39.7g
塩分 1.7g
脂質 20.3g
食物繊維 0.0g

オイルサーディン

263kcal 糖質 **0.2**g

1缶=75g

たんぱく質 15.2g
塩分 0.6g
脂質 23.0g
食物繊維 0.0g

鮭（水煮）

140kcal 糖質 **0.1**g

1缶=90g

たんぱく質 19.1g
塩分 0.5g
脂質 7.7g
食物繊維 0.0g

さんま蒲焼き

219kcal 糖質 **9.7**g

1缶=100g

たんぱく質 17.4g
塩分 1.5g
脂質 13.0g
食物繊維 0.0g

あさり（水煮）

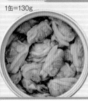

133kcal 糖質 **2.5**g

1缶=130g

たんぱく質 26.4g
塩分 1.3g
脂質 2.9g
食物繊維 0.0g

コンビーフ

363kcal 糖質 **3.2**g

1缶=190g

たんぱく質 37.6g
塩分 3.4g
脂質 24.7g
食物繊維 0.0g

ランチョンミート

640kcal 糖質 **4.0**g

1缶=200g

たんぱく質 24.0g
塩分 3.6g
脂質 58.0g
食物繊維 0.0g

COLUMN　缶詰の栄養価

（1缶あたり）

鮭、いわし、さばなどの水煮缶は、カルシウムやDHA、EPAなどが摂取できるので、料理やおつまみに上手に利用するとよいでしょう。ただし、甘い味つけの缶詰は糖質量が高いので注意。

鮭（水煮）
糖質 0.1g

さんま蒲焼き
糖質 9.7g

ファストフード

糖質の低いサラダやドリンクと組み合わせて、調整するようにしましょう。

マクドナルド ハンバーガー

256kcal 糖質 **28.6**g

1個=104g
- たんぱく質 12.8g
- 塩分 1.4g
- 脂質 9.4g
- 食物繊維 1.5g

マクドナルド チーズバーガー

307kcal 糖質 **29.1**g

1個=118g
- たんぱく質 15.8g
- 塩分 1.9g
- 脂質 13.4g
- 食物繊維 1.5g

マクドナルド フィレオフィッシュ

323kcal 糖質 **35.0**g

1個=137g
- たんぱく質 14.4g
- 塩分 1.6g
- 脂質 13.9g
- 食物繊維 2.1g

マクドナルド てりやきマックバーガー

478kcal 糖質 **39.3**g

1個=157g
- たんぱく質 15.5g
- 塩分 2.1g
- 脂質 30.2g
- 食物繊維 1.7g

マクドナルド ビッグマック

525kcal 糖質 **39.0**g

1個=217g
- たんぱく質 26.0g
- 塩分 2.6g
- 脂質 28.3g
- 食物繊維 2.6g

マクドナルド マックフライポテト(S)

225kcal 糖質 **25.5**g

1パック=74g
- たんぱく質 2.9g
- 塩分 0.5g
- 脂質 11.3g
- 食物繊維 2.6g

マクドナルド マックフライポテト(M)

410kcal 糖質 **46.4**g

1パック=135g
- たんぱく質 5.3g
- 塩分 0.8g
- 脂質 20.6g
- 食物繊維 4.8g

マクドナルド マックフライポテト(L)
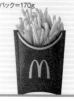

517kcal 糖質 **58.5**g

1パック=170g
- たんぱく質 6.7g
- 塩分 1.1g
- 脂質 25.9g
- 食物繊維 6.0g

マクドナルド チキンマックナゲット(5ピース)バーベキューソース

303kcal 糖質 **20.7**g

1パック=120g
- たんぱく質 16.0g
- 塩分 1.8g
- 脂質 17.3g
- 食物繊維 1.2g

マクドナルド ホットアップルパイ

211kcal 糖質 **25.5**g

1個=81g
- たんぱく質 1.9g
- 塩分 0.6g
- 脂質 10.7g
- 食物繊維 1.0g

マクドナルド マックシェイクバニラ(S)

214kcal 糖質 **44.4**g

190g
- たんぱく質 4.2g
- 塩分 0.3g
- 脂質 3.4g
- 食物繊維 0.5g

外食・弁当 ファストフード

※マクドナルド商品は2021年4月現在の情報にもとづいています。
※糖質量は編集部調べです。

モスバーガー モスバーガー

367kcal　糖質**38.7**g

1個=208.8g

たんぱく質 **15.7**g
塩分 **2.1**g
脂質 **15.5**g
食物繊維 **2.6**g

モスバーガー モスチーズバーガー

420kcal　糖質**39.1**g

1個=223.8g

たんぱく質 **18.7**g
塩分 **2.6**g
脂質 **19.9**g
食物繊維 **2.6**g

モスバーガー ロースカツバーガー

414kcal　糖質**47.4**g

1個=174.5g

たんぱく質 **16.6**g
塩分 **2.4**g
脂質 **16.6**g
食物繊維 **2.6**g

モスバーガー 海老カツバーガー

405kcal　糖質**39.9**g

1個=160.9g

たんぱく質 **14.4**g
塩分 **1.9**g
脂質 **20.3**g
食物繊維 **1.9**g

モスバーガー モスライスバーガー 海鮮かきあげ(塩だれ)

373kcal　糖質**59.5**g

1個=183.0g

たんぱく質 **8.5**g
塩分 **1.9**g
脂質 **10.5**g
食物繊維 **2.0**g

モスバーガー オニポテ(フレンチフライポテト&オニオンフライ)

189kcal　糖質**23.6**g

1個=77.4g

たんぱく質 **2.6**g
塩分 **0.7**g
脂質 **8.7**g
食物繊維 **1.7**g

モスバーガー こだわりサラダローストアマニトッピング 和風ドレッシング〈減塩タイプ〉

50kcal　糖質**5.7**g

1個=約103.6g

たんぱく質 **1.6**g
塩分 **0.5**g
脂質 **1.9**g
食物繊維 **1.8**g

ケンタッキーフライドチキン オリジナルチキン

237kcal　糖質**7.6**g

1ピース=87g

たんぱく質 **18.3**g
塩分 **1.7**g
脂質 **14.7**g
食物繊維 **0.3**g

ケンタッキーフライドチキン カーネルクリスピー

130kcal　糖質**6.6**g

1ピース=52g

たんぱく質 **9.5**g
塩分 **1.0**g
脂質 **7.2**g
食物繊維 **0.3**g

ケンタッキーフライドチキン チキンフィレサンド

415kcal　糖質**31.8**g

1個=165g

たんぱく質 **19.5**g
塩分 **2.7**g
脂質 **21.8**g
食物繊維 **1.5**g

ケンタッキーフライドチキン ビスケット(ハニーメイプル)

229kcal　糖質**29.8**g

1個=61g

たんぱく質 **3.2**g
塩分 **0.9**g
脂質 **11.1**g
食物繊維 **0.8**g

ケンタッキーフライドチキン コールスロー M

150kcal　糖質**8.0**g

1パック=130g

たんぱく質 **1.6**g
塩分 **0.9**g
脂質 **11.5**g
食物繊維 **1.8**g

※ケンタッキー商品は2021年2月28日現在の情報にもとづいています。
※糖質量は編集部調べです。

外食・弁当
クレープ・ドーナツ

糖質・脂質・カロリーともに高いので、ときどき楽しむ程度にしましょう。

シュガーバタークレープ

224kcal 糖質**24.3**g

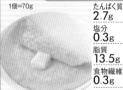

1個=70g
たんぱく質 2.7g
塩分 0.3g
脂質 13.5g
食物繊維 0.3g

カスタードクレープ

179kcal 糖質**25.1**g

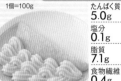

1個=100g
たんぱく質 5.0g
塩分 0.1g
脂質 7.1g
食物繊維 0.4g

チョコバナナクレープ

311kcal 糖質**29.0**g

1個=140g
たんぱく質 5.2g
塩分 0.2g
脂質 19.9g
食物繊維 1.3g

いちご生クリームクレープ

230kcal 糖質**20.3**g

1個=140g
たんぱく質 4.4g
塩分 0.1g
脂質 15.4g
食物繊維 1.1g

ツナサラダクレープ

291kcal 糖質**14.4**g

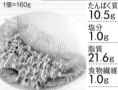

1個=160g
たんぱく質 10.5g
塩分 1.0g
脂質 21.6g
食物繊維 1.0g

プレーンドーナツ

184kcal 糖質**29.4**g

1個=50g
たんぱく質 3.6g
塩分 0.2g
脂質 5.9g
食物繊維 0.6g

オールドファッション

190kcal 糖質**21.2**g

1個=50g
たんぱく質 3.6g
塩分 0.4g
脂質 10.1g
食物繊維 0.8g

フレンチクルーラー

165kcal 糖質**22.9**g

1個=40g
たんぱく質 2.7g
塩分 0.2g
脂質 7.1g
食物繊維 0.4g

チョコレートドーナツ

236kcal 糖質**25.9**g

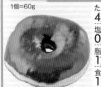

1個=60g
たんぱく質 4.3g
塩分 0.5g
脂質 12.8g
食物繊維 1.0g

ポンデドーナツ

212kcal 糖質**30.5**g

1個=60g
たんぱく質 3.0g
塩分 0.2g
脂質 8.7g
食物繊維 0.4g

あんドーナツ

307kcal 糖質**44.6**g

1個=90g
たんぱく質 6.1g
塩分 0.5g
脂質 11.3g
食物繊維 2.3g

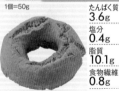
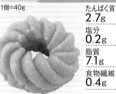

外食・弁当 クレープ・ドーナツ

栄養補助食品

忙しくて食事をとる時間がないときの補助食品として、上手に利用しましょう。

大塚製薬 カロリーメイト ブロック プレーン

100kcal 糖質**10.5**g

1本=20g

たんぱく質 2.0g
塩分 0.2g
脂質 5.5g
食物繊維 0.5g

大塚製薬 カロリーメイト ブロック チーズ味

100kcal 糖質**10.2**g

1本=20g

たんぱく質 2.2g
塩分 0.2g
脂質 5.6g
食物繊維 0.5g

大塚製薬 カロリーメイト ブロック フルーツ味

100kcal 糖質**10.4**g

1本=20g

たんぱく質 2.1g
塩分 0.2g
脂質 5.6g
食物繊維 0.5g

大塚製薬 カロリーメイト ブロック チョコレート味

100kcal 糖質**9.9**g

1本=20g

たんぱく質 2.2g
塩分 0.2g
脂質 5.6g
食物繊維 0.5g

大塚製薬 カロリーメイト ブロック メープル味

100kcal 糖質**10.1**g

1本=20g

たんぱく質 2.0g
塩分 0.2g
脂質 5.7g
食物繊維 0.5g

大塚製薬 カロリーメイト ゼリー アップル味

200kcal 糖質**31.2**g

1袋=215g

たんぱく質 8.2g
塩分 0.08g
脂質 4.4g
食物繊維 2.0g

大塚製薬 SOYJOY アーモンド&チョコレート

145kcal 糖質**7.6**g

1本=30g

たんぱく質 5.0g
塩分 0.09~0.2g
脂質 9.7g
食物繊維 4.6g

大塚製薬 SOYJOY クリスピー ホワイトマカダミア

130kcal 糖質**5.6**g

1本=25g

たんぱく質 6.3g
塩分 0.07~0.15g
脂質 8.8g
食物繊維 2.3g

大塚製薬 SOYJOY スコーンバー プレーン

117kcal 糖質**9.4**g

1本=25g

たんぱく質 4.7g
塩分 0.22g
脂質 6.6g
食物繊維 1.5g

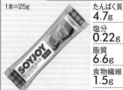

江崎グリコ 毎日果実

80kcal 糖質**15.8**g

1袋=3枚

たんぱく質 1.2g
塩分 0.14g
脂質 0.9g
食物繊維 1.1g

江崎グリコ おからだから チョコチップ

102kcal 糖質**10.9**g

1個=22g

たんぱく質 1.2g
塩分 0.2g
脂質 5.1g
食物繊維 2.3g

江崎グリコ おからだから チーズケーキ

101kcal 糖質**10.4**g

1個=22g

たんぱく質 **1.4**g
塩分 **0.3**g
脂質 **5.1**g
食物繊維 **2.3**g

江崎グリコ バランスオン miniケーキ チョコブラウニー

98kcal 糖質**13.5**g

1個=23g

たんぱく質 **0.9**g
塩分 **0.14**g
脂質 **4.2**g
食物繊維 **1.3**g

江崎グリコ バランスオン miniケーキ チーズケーキ

100kcal 糖質**13.2**g

1個=23g

たんぱく質 **1.1**g
塩分 **0.22**g
脂質 **4.5**g
食物繊維 **1.1**g

たらみ おいしい蒟蒻ゼリー ぶどう味

44kcal 糖質**8.4**g

1袋=150g

たんぱく質 **0.1**g
塩分 **0.2**g
脂質 **0.0**g
食物繊維 **5.0**g

たらみ おいしい蒟蒻ゼリー りんご味

48kcal 糖質**9.4**g

1袋=150g

たんぱく質 **0.0**g
塩分 **0.2**g
脂質 **0.0**g
食物繊維 **5.0**g

たらみ おいしい蒟蒻ゼリー ピーチ味

37kcal 糖質**6.5**g

1袋=150g

たんぱく質 **0.0**g
塩分 **0.1**g
脂質 **0.0**g
食物繊維 **5.0**g

たらみ おいしい蒟蒻ゼリー マスカット味

42kcal 糖質**7.8**g

1袋=150g

たんぱく質 **0.0**g
塩分 **0.2**g
脂質 **0.0**g
食物繊維 **5.0**g

日本ケロッグ オールブラン ブランリッチ

141kcal 糖質**19.9**g

1食分=40g

たんぱく質 **6.0**g
塩分 **0.5**g
脂質 **1.7**g
食物繊維 **11.0**g

日本ケロッグ オールブラン ブランフレーク プレーン

215kcal 糖質**43.8**g

1食分=60g

たんぱく質 **3.9**g
塩分 **0.6**g
脂質 **0.8**g
食物繊維 **8.3**g

日本ケロッグ オールブラン フルーツミックス

216kcal 糖質**43.0**g

1食分=40g

たんぱく質 **4.5**g
塩分 **0.7**g
脂質 **1.1**g
食物繊維 **8.1**g

日本ケロッグ フルーツグラノラ ハーフ

155kcal 糖質**32.6**g

1食分=40g

たんぱく質 **2.6**g
塩分 **0.3**g
脂質 **1.3**g
食物繊維 **1.3**g

日本ケロッグ オートミール

117kcal 糖質**17.5**g

1食分=30g

たんぱく質 **4.1**g
塩分 **0.0**g
脂質 **2.8**g
食物繊維 **3.0**g

外食・弁当

栄養補助食品

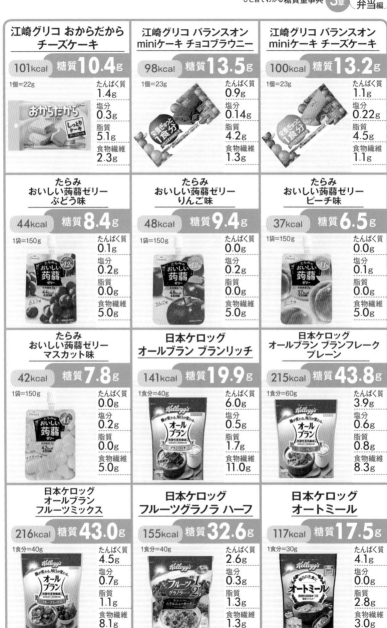

外食、市販品の選び方

糖質が書いていない場合は?

栄養成分表示をチェック!

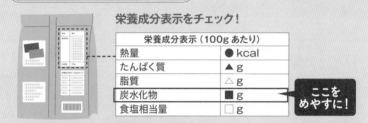

栄養成分表示（100g あたり）	
熱量	● kcal
たんぱく質	▲ g
脂質	△ g
炭水化物	■ g
食塩相当量	□ g

ここを
めやすに!

　市販の食品には、栄養成分を表示することが、食品表示法によって定められていますが、糖質は必須ではないため、記載されていないこともあります。そんなときは、**炭水化物量をめやす**にしましょう。**糖質は、炭水化物 − 食物繊維**なので、**炭水化物量が多いものは糖質量も多い**ものがほとんどです。炭水化物量が多いものは避けるようにしましょう。

どんなものを選べばよいの?

　スーパーやコンビニでは、お弁当よりも、お惣菜を**単品で選ぶ**のがコツ。例えば、サラダチキン＋スティックサラダなどを組み合わせていけば、栄養バランスの整った献立が完成します。ただし、炭水化物は控えめに。缶詰やするめなどのおつまみも、たんぱく質を摂ることができるので、おやつ代わりにおすすめです。

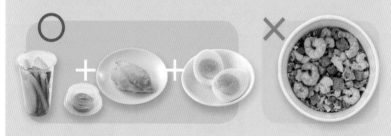

part4

おやつ・ドリンク編

お菓子は全般的に糖質が高いので、控えめにし、どうしても
食べたくなったら、シュガーレスのお菓子を利用して。
ドリンクは、無糖のものを選ぶ習慣をつけましょう。
お酒は、糖質の低い種類を選ぶようにして。

 おやつ・デザート ➡p.139

 ソフトドリンク➡p.154　 アルコール➡p.159

おやつ・デザート

※1食分あたり

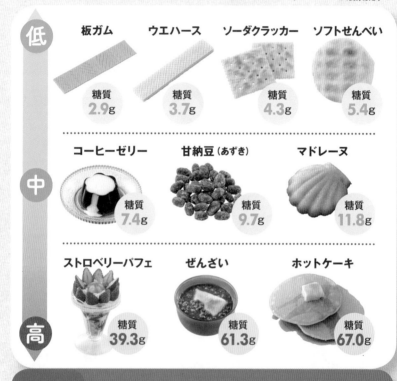

低

板ガム
糖質 **2.9**g

ウエハース
糖質 **3.7**g

ソーダクラッカー
糖質 **4.3**g

ソフトせんべい
糖質 **5.4**g

中

コーヒーゼリー
糖質 **7.4**g

甘納豆（あずき）
糖質 **9.7**g

マドレーヌ
糖質 **11.8**g

高

ストロベリーパフェ
糖質 **39.3**g

ぜんざい
糖質 **61.3**g

ホットケーキ
糖質 **67.0**g

**選ぶ
ポイント**

和菓子は、あずきや砂糖を原料としており、全体的に糖質が高めです。洋菓子や市販の菓子も、糖質や脂質が多いので、控えたほうがよいでしょう。米や小麦粉を原料とした甘辛味のせんべいも糖質が高いのでご注意を。

おやつ・デザート

洋菓子

小麦粉、砂糖、フルーツを使っているので全体的に糖質、カロリー、脂質ともに高めです。

いちごショートケーキ

267kcal 糖質**35.5**g

1ピース=85g

たんぱく質 5.9g
塩分 0.0g
脂質 12.5g
食物繊維 0.8g

ガトーショコラ

237kcal 糖質**19.1**g

1ピース=60g

たんぱく質 3.1g
塩分 0.1g
脂質 16.7g
食物繊維 0.4g

レアチーズケーキ

348kcal 糖質**21.6**g

1ピース=107g

たんぱく質 5.8g
塩分 0.5g
脂質 27.5g
食物繊維 0.3g

ベイクドチーズケーキ

299kcal 糖質**23.1**g

1ピース=100g

たんぱく質 8.5g
塩分 0.5g
脂質 21.2g
食物繊維 0.2g

モンブラン

245kcal 糖質**29.6**g

1個=90g

たんぱく質 4.2g
塩分 0.1g
脂質 13.2g
食物繊維 1.1g

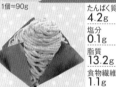

ロールケーキ

384kcal 糖質**39.6**g

2切れ=150g

たんぱく質 8.6g
塩分 0.3g
脂質 21.8g
食物繊維 0.4g

いちごのタルト

336kcal 糖質**39.5**g

1ピース=130g

たんぱく質 4.3g
塩分 0.1g
脂質 18.0g
食物繊維 1.5g

シフォンケーキ

232kcal 糖質**21.2**g

1ピース=80g

たんぱく質 6.4g
塩分 0.4g
脂質 14.3g
食物繊維 0.3g

シュークリーム

134kcal 糖質**15.1**g

1個=60g

たんぱく質 3.6g
塩分 0.1g
脂質 6.8g
食物繊維 0.2g

エクレア

190kcal 糖質**17.2**g

1個=80g

たんぱく質 4.4g
塩分 0.1g
脂質 11.7g
食物繊維 0.5g

アップルパイ

500kcal 糖質**53.8**g

1個=170g

たんぱく質 6.8g
塩分 1.2g
脂質 29.8g
食物繊維 2.0g

おやつ・デザート

洋菓子

プレーンクッキー

153kcal | 糖質 **18.4**g

3枚=30g

たんぱく質
1.7g

塩分
0.2g

脂質
8.3g

食物繊維
0.4g

チョコチップクッキー

134kcal | 糖質 **15.5**g

2枚=15g

たんぱく質
1.6g

塩分
0.0g

脂質
7.4g

食物繊維
0.4g

スポンジケーキ

651kcal | 糖質 **118.2**g

1ホール分=230g

たんぱく質
18.2g

塩分
0.0g

脂質
17.3g

食物繊維
1.6g

ホットケーキ

429kcal | 糖質 **67.0**g

2枚=150g

たんぱく質
9.3g

塩分
1.0g

脂質
14.6g

食物繊維
1.3g

パウンドケーキ

200kcal | 糖質 **23.6**g

1切れ=48g

たんぱく質
2.7g

塩分
0.3g

脂質
11.4g

食物繊維
0.4g

ブラウニー

158kcal | 糖質 **9.7**g

3切れ=30g

たんぱく質
2.2g

塩分
0.0g

脂質
12.4g

食物繊維
0.9g

スイートポテト

123kcal | 糖質 **18.3**g

1個=60g

たんぱく質
0.9g

塩分
0.0g

脂質
4.8g

食物繊維
0.9g

リーフパイ

112kcal | 糖質 **10.9**g

2枚=20g

たんぱく質
1.2g

塩分
0.0g

脂質
7.1g

食物繊維
0.3g

マカロン

309kcal | 糖質 **35.4**g

3個=75g

たんぱく質
3.2g

塩分
0.1g

脂質
17.6g

食物繊維
1.1g

ラングドシャ

76kcal | 糖質 **8.2**g

5枚=15g

たんぱく質
0.5g

塩分
0.0g

脂質
4.7g

食物繊維
0.1g

生チョコレート

88kcal | 糖質 **5.1**g

2粒=20g

たんぱく質
1.1g

塩分
0.0g

脂質
7.1g

食物繊維
0.9g

スコーン (プレーン)

148kcal | 糖質 **20.8**g

1個=45g

たんぱく質
2.2g

塩分
0.1g

脂質
6.2g

食物繊維
0.6g

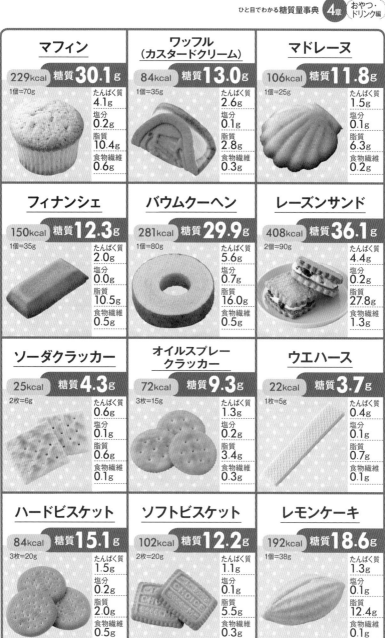

マフィン

229kcal 糖質**30.1**g

1個=70g

たんぱく質 4.1g
塩分 0.2g
脂質 10.4g
食物繊維 0.6g

ワッフル（カスタードクリーム）

84kcal 糖質**13.0**g

1個=35g

たんぱく質 2.6g
塩分 0.1g
脂質 2.8g
食物繊維 0.3g

マドレーヌ

106kcal 糖質**11.8**g

1個=25g

たんぱく質 1.5g
塩分 0.1g
脂質 6.3g
食物繊維 0.2g

フィナンシェ

150kcal 糖質**12.3**g

1個=35g

たんぱく質 2.0g
塩分 0.0g
脂質 10.5g
食物繊維 0.5g

バウムクーヘン

281kcal 糖質**29.9**g

1個=80g

たんぱく質 5.6g
塩分 0.7g
脂質 16.0g
食物繊維 0.5g

レーズンサンド

408kcal 糖質**36.1**g

2個=90g

たんぱく質 4.4g
塩分 0.2g
脂質 27.8g
食物繊維 1.3g

ソーダクラッカー

25kcal 糖質**4.3**g

2枚=6g

たんぱく質 0.6g
塩分 0.1g
脂質 0.6g
食物繊維 0.1g

オイルスプレークラッカー

72kcal 糖質**9.3**g

3枚=15g

たんぱく質 1.3g
塩分 0.2g
脂質 3.4g
食物繊維 0.3g

ウエハース

22kcal 糖質**3.7**g

1枚=5g

たんぱく質 0.4g
塩分 0.1g
脂質 0.7g
食物繊維 0.1g

ハードビスケット

84kcal 糖質**15.1**g

3枚=20g

たんぱく質 1.5g
塩分 0.2g
脂質 2.0g
食物繊維 0.5g

ソフトビスケット

102kcal 糖質**12.2**g

2枚=20g

たんぱく質 1.1g
塩分 0.1g
脂質 5.5g
食物繊維 0.3g

レモンケーキ

192kcal 糖質**18.6**g

1個=38g

たんぱく質 1.3g
塩分 0.1g
脂質 12.4g
食物繊維 0.1g

おやつ・デザート

洋菓子

デザート

砂糖をたっぷり使う
うえ、フルーツを使
うものは果糖が含ま
れるので、糖質が高
めになります。

ホイップクリーム

394kcal 100g

糖質 **12.9**g

たんぱく質 4.0g
塩分 0.3g
脂質 38.4g
食物繊維 0.0g

カスタードクリーム

174kcal 100g

糖質 **24.6**g

たんぱく質 5.1g
塩分 0.1g
脂質 7.6g
食物繊維 0.2g

カスタードプリン

81kcal 1個=70g

糖質 **9.8**g

たんぱく質 4.0g
塩分 0.1g
脂質 3.9g
食物繊維 0.0g

マンゴープリン

103kcal 1個=80g

糖質 **19.6**g

たんぱく質 3.0g
塩分 0.1g
脂質 1.6g
食物繊維 0.6g

チョコレートムース

319kcal 1個=80g

糖質 **24.2**g

たんぱく質 4.6g
塩分 0.1g
脂質 23.3g
食物繊維 0.8g

ババロア

163kcal 1個=80g

糖質 **16.0**g

たんぱく質 4.5g
塩分 0.1g
脂質 10.3g
食物繊維 0.0g

コーヒーゼリー

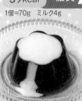

39kcal 1個=70g ミルク4g

糖質 **7.4**g

たんぱく質 1.3g
塩分 0.0g
脂質 0.7g
食物繊維 0.0g

オレンジゼリー

79kcal 1個=100g

糖質 **19.6**g

たんぱく質 2.1g
塩分 0.0g
脂質 0.1g
食物繊維 0.2g

ぶどうゼリー

65kcal 1個=95g

糖質 **15.6**g

たんぱく質 1.5g
塩分 0.0g
脂質 0.2g
食物繊維 0.1g

牛乳寒天

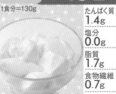

79kcal 1食分=130g

糖質 **15.2**g

たんぱく質 1.4g
塩分 0.0g
脂質 1.7g
食物繊維 0.7g

杏仁豆腐

135kcal 1食分=150g

糖質 **24.6**g

たんぱく質 2.9g
塩分 0.1g
脂質 3.4g
食物繊維 0.3g

バニラアイス（ラクトアイス）

217kcal 糖質 **22.1**g

100g
たんぱく質 3.1g
塩分 0.2g
脂質 13.6g
食物繊維 0.1g

バニラアイス（アイスミルク）

167kcal 糖質 **23.9**g

100g
たんぱく質 3.4g
塩分 0.2g
脂質 6.4g
食物繊維 0.0g

バニラアイス（アイスクリーム）

205kcal 糖質 **22.3**g

100g
たんぱく質 3.5g
塩分 0.2g
脂質 12.0g
食物繊維 0.1g

ストロベリーアイス

201kcal 糖質 **16.3**g

100g
たんぱく質 2.8g
塩分 0.1g
脂質 14.2g
食物繊維 0.3g

チョコレートアイス

285kcal 糖質 **15.1**g

100g
たんぱく質 4.9g
塩分 0.2g
脂質 23.0g
食物繊維 0.6g

クッキー&クリームアイス

283kcal 糖質 **24.8**g

100g
たんぱく質 4.6g
塩分 0.1g
脂質 19.8g
食物繊維 0.5g

抹茶アイス

263kcal 糖質 **21.8**g

100g
たんぱく質 5.4g
塩分 0.2g
脂質 18.7g
食物繊維 0.7g

ラムレーズンアイス

262kcal 糖質 **29.9**g

100g
たんぱく質 4.0g
塩分 0.1g
脂質 13.7g
食物繊維 0.8g

キャラメルアイス

189kcal 糖質 **24.1**g

100g
たんぱく質 3.9g
塩分 0.3g
脂質 8.9g
食物繊維 0.1g

あずきアイス

240kcal 糖質 **27.4**g

100g
たんぱく質 4.6g
塩分 0.2g
脂質 13.8g
食物繊維 0.9g

フローズンヨーグルト

188kcal 糖質 **12.5**g

100g
たんぱく質 4.0g
塩分 0.2g
脂質 14.7g
食物繊維 0.0g

メロンシャーベット

90kcal 糖質 **15.4**g

100g
たんぱく質 2.7g
塩分 0.1g
脂質 2.6g
食物繊維 0.2g

おやつ・デザート

デザート

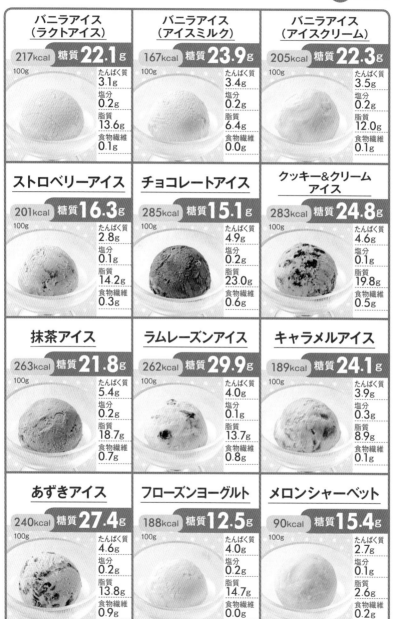

レモンシャーベット

121kcal **糖質31.0g**

100g

たんぱく質 0.1g
塩分 0.0g
脂質 0.0g
食物繊維 0.0g

かき氷（いちご）

99kcal **糖質26.3g**

シロップ35g

たんぱく質 0.0g
塩分 0.0g
脂質 0.0g
食物繊維 0.0g

かき氷（練乳）

63kcal **糖質11.2g**

練乳20g

たんぱく質 1.5g
塩分 0.0g
脂質 1.7g
食物繊維 0.0g

かき氷（メロン）

99kcal **糖質26.3g**

シロップ35g

たんぱく質 0.0g
塩分 0.0g
脂質 0.0g
食物繊維 0.0g

かき氷（宇治金時）

139kcal **糖質35.4g**

シロップ35g　ゆであずき20g

たんぱく質 0.9g
塩分 0.0g
脂質 0.1g
食物繊維 0.7g

かき氷（ブルーハワイ）

99kcal **糖質26.3g**

シロップ35g

たんぱく質 0.0g
塩分 0.0g
脂質 0.0g
食物繊維 0.0g

プリンアラモード

197kcal **糖質18.0g**

150g

たんぱく質 5.8g
塩分 0.2g
脂質 12.9g
食物繊維 0.8g

チョコレートパフェ

429kcal **糖質37.0g**

150g

たんぱく質 6.5g
塩分 0.7g
脂質 29.3g
食物繊維 1.2g

ストロベリーパフェ

342kcal **糖質39.3g**

200g

たんぱく質 5.3g
塩分 0.6g
脂質 19.1g
食物繊維 1.7g

フルーツパフェ

349kcal **糖質39.8g**

230g

たんぱく質 7.3g
塩分 0.6g
脂質 18.9g
食物繊維 1.8g

ティラミス

299kcal **糖質20.5g**

150g

たんぱく質 5.4g
塩分 0.2g
脂質 23.3g
食物繊維 0.1g

クッキーサンドアイス

191kcal **糖質23.8g**

クッキー20g　バニラアイス50g

たんぱく質 3.1g
塩分 0.3g
脂質 9.5g
食物繊維 0.3g

おやつ・デザート

和菓子

カロリーは低めですが、糖質は高く、まんじゅう1個でごはん100gの糖質量を上回ります。

ようかん

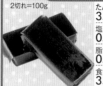

289kcal **糖質66.8g**

2切れ＝100g

たんぱく質	3.6g
塩分	0.0g
脂質	0.2g
食物繊維	3.1g

水ようかん

202kcal **糖質45.2g**

1個＝120g

たんぱく質	3.1g
塩分	0.1g
脂質	0.2g
食物繊維	2.6g

大福

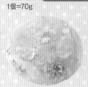

156kcal **糖質36.0g**

1個＝70g

たんぱく質	3.2g
塩分	0.1g
脂質	0.4g
食物繊維	1.3g

草もち

134kcal **糖質30.1g**

1個＝60g

たんぱく質	2.5g
塩分	0.0g
脂質	0.2g
食物繊維	1.1g

いちご大福

161kcal **糖質37.0g**

1個＝85g

たんぱく質	3.4g
塩分	0.1g
脂質	0.4g
食物繊維	1.5g

どら焼き

234kcal **糖質44.8g**

1個＝80g

たんぱく質	5.3g
塩分	0.3g
脂質	2.6g
食物繊維	1.5g

まんじゅう

206kcal **糖質45.7g**

1個＝80g

たんぱく質	3.7g
塩分	0.1g
脂質	0.4g
食物繊維	1.9g

栗まんじゅう

133kcal **糖質29.2g**

1個＝45g

たんぱく質	2.9g
塩分	0.0g
脂質	0.6g
食物繊維	1.5g

柏もち

91kcal **糖質20.2g**

1個＝45g

たんぱく質	1.8g
塩分	0.0g
脂質	0.2g
食物繊維	0.8g

桜もち（関東風）

129kcal **糖質28.4g**

1個＝55g

たんぱく質	2.5g
塩分	0.1g
脂質	0.2g
食物繊維	1.4g

桜もち（関西風）

118kcal **糖質26.6g**

1個＝60g

たんぱく質	2.1g
塩分	0.1g
脂質	0.2g
食物繊維	1.0g

おやつ・デザート

和菓子

人形焼き

234kcal 糖質 **48.2**g

1個=80g

たんぱく質 5.4g
塩分 0.1g
脂質 1.7g
食物繊維 1.9g

たい焼き（あん）

217kcal 糖質 **46.9**g

1個=100g

たんぱく質 4.5g
塩分 0.1g
脂質 1.1g
食物繊維 1.4g

今川焼き（クリーム）

224kcal 糖質 **45.8**g

1個=100g

たんぱく質 4.7g
塩分 0.1g
脂質 2.6g
食物繊維 0.9g

みたらし団子

116kcal 糖質 **26.8**g

1本=60g

たんぱく質 1.9g
塩分 0.4g
脂質 0.2g
食物繊維 0.2g

あん団子

119kcal 糖質 **26.5**g

1本=60g

たんぱく質 2.3g
塩分 0.1g
脂質 0.2g
食物繊維 0.7g

もなか

111kcal 糖質 **25.0**g

1個=40g

たんぱく質 2.0g
塩分 0.0g
脂質 0.1g
食物繊維 1.2g

きんつば

208kcal 糖質 **42.5**g

1個=80g

たんぱく質 4.8g
塩分 0.2g
脂質 0.6g
食物繊維 4.4g

ういろう

145kcal 糖質 **35.3**g

2切れ=80g

たんぱく質 0.8g
塩分 0.0g
脂質 0.2g
食物繊維 0.1g

かのこ

156kcal 糖質 **33.9**g

1個=60g

たんぱく質 2.9g
塩分 0.1g
脂質 0.2g
食物繊維 2.3g

ねりきり

117kcal 糖質 **25.4**g

1個=45g

たんぱく質 2.4g
塩分 0.0g
脂質 0.1g
食物繊維 1.6g

おはぎ

125kcal 糖質 **25.7**g

1個=70g

たんぱく質 2.9g
塩分 0.0g
脂質 0.8g
食物繊維 1.4g

おしるこ

323kcal 糖質 **70.6**g

もち50g

たんぱく質 6.7g
塩分 0.6g
脂質 0.6g
食物繊維 3.5g

おやつ・デザート

和菓子

ぜんざい

291kcal 糖質 **61.3**g

もち50g

たんぱく質 6.2g
塩分 0.6g
脂質 0.7g
食物繊維 4.6g

くずもち

175kcal 糖質 **37.5**g

150g

たんぱく質 2.2g
塩分 0.0g
脂質 1.4g
食物繊維 0.9g

わらびもち

123kcal 糖質 **25.6**g

120g

たんぱく質 1.7g
塩分 0.0g
脂質 1.2g
食物繊維 0.8g

あんみつ

135kcal 糖質 **29.0**g

つぶあん20g

たんぱく質 2.4g
塩分 0.0g
脂質 0.3g
食物繊維 3.3g

みつまめ

83kcal 糖質 **18.4**g

赤えんどう（ゆで）10g

たんぱく質 1.3g
塩分 0.0g
脂質 0.2g
食物繊維 2.1g

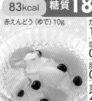

クリームあんみつ

259kcal 糖質 **31.9**g

つぶあん20g　生クリーム30g

たんぱく質 3.8g
塩分 0.1g
脂質 12.9g
食物繊維 3.3g

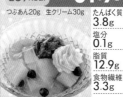

ぎゅうひ

51kcal 糖質 **12.5**g

4個=20g

たんぱく質 0.3g
塩分 0.0g
脂質 0.0g
食物繊維 0.0g

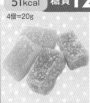

甘納豆（あずき）

43kcal 糖質 **9.7**g

15g

たんぱく質 0.5g
塩分 0.0g
脂質 0.0g
食物繊維 0.7g

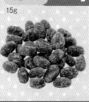

甘納豆（いんげん豆）

72kcal 糖質 **16.1**g

25g

たんぱく質 1.0g
塩分 0.0g
脂質 0.1g
食物繊維 1.4g

甘栗

62kcal 糖質 **12.0**g

7個=30g

たんぱく質 1.5g
塩分 0.0g
脂質 0.3g
食物繊維 2.6g

栗の甘露煮

104kcal 糖質 **24.3**g

4個=45g

たんぱく質 0.8g
塩分 0.0g
脂質 0.2g
食物繊維 1.3g

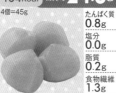

カステラ

125kcal 糖質 **24.5**g

1切れ=40g

たんぱく質 2.8g
塩分 0.1g
脂質 2.0g
食物繊維 0.2g

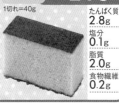

おやつ・デザート

和菓子

市販の
お菓子

せんべいなどの米菓
は糖質が高めです。
チョコレートを選ぶな
ら、カカオ含有量が
多いものを。

ポップコーン（塩）

94kcal 糖質**10.1**g

20g

たんぱく質	2.0g
塩分	0.3g
脂質	4.6g
食物繊維	1.9g

ポップコーン（キャラメル）

107kcal 糖質**12.4**g

20g

たんぱく質	2.2g
塩分	0.3g
脂質	4.9g
食物繊維	1.9g

ポテトチップス（塩）

108kcal 糖質**10.1**g

20g

たんぱく質	0.9g
塩分	0.2g
脂質	7.0g
食物繊維	0.8g

ポテトチップス（のり塩）

109kcal 糖質**10.1**g

20g

たんぱく質	1.1g
塩分	0.2g
脂質	7.1g
食物繊維	1.0g

ポテトチップス（成形）

155kcal 糖質**15.8**g

30g

たんぱく質	1.7g
塩分	0.3g
脂質	9.6g
食物繊維	1.4g

コーンスナック

103kcal 糖質**12.9**g

20g

たんぱく質	1.0g
塩分	0.2g
脂質	5.4g
食物繊維	0.2g

さつまいもスナック

99kcal 糖質**11.4**g

20g

たんぱく質	0.7g
塩分	0.2g
脂質	5.5g
食物繊維	0.7g

さやえんどうスナック

141kcal 糖質**12.7**g

30g

たんぱく質	5.3g
塩分	0.4g
脂質	6.9g
食物繊維	3.5g

ベジタブルチップス

148kcal 糖質**16.8**g

30g

たんぱく質	2.1g
塩分	0.3g
脂質	7.8g
食物繊維	1.8g

しょうゆせんべい

74kcal 糖質**16.7**g

1枚=20g

たんぱく質	1.5g
塩分	0.3g
脂質	0.2g
食物繊維	0.1g

甘辛せんべい（ざらめ）

37kcal 糖質**8.6**g

1枚=10g

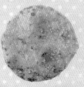

たんぱく質	0.7g
塩分	0.1g
脂質	0.1g
食物繊維	0.1g

ソフトせんべい

34kcal 糖質**5.4**g

1枚=7g

たんぱく質	0.3g
塩分	0.1g
脂質	1.3g
食物繊維	0.0g

揚げせんべい

69kcal 糖質**10.6**g

1枚=15g

たんぱく質	0.8g
塩分	0.2g
脂質	2.6g
食物繊維	0.1g

南部せんべい

63kcal 糖質**10.6**g

1枚=15g

たんぱく質	1.8g
塩分	0.1g
脂質	1.4g
食物繊維	0.5g

あられ

95kcal 糖質**21.0**g

25g

たんぱく質	1.9g
塩分	0.4g
脂質	0.3g
食物繊維	0.2g

のり巻きあられ

73kcal 糖質**15.6**g

20g

たんぱく質	2.1g
塩分	0.1g
脂質	0.1g
食物繊維	0.6g

おこし

75kcal 糖質**18.0**g

20g

たんぱく質	0.8g
塩分	0.0g
脂質	0.1g
食物繊維	0.1g

おのろけ豆

131kcal 糖質**20.4**g

30g

たんぱく質	3.4g
塩分	0.3g
脂質	4.1g
食物繊維	0.7g

かりんとう

126kcal 糖質**22.5**g

30g

たんぱく質	2.3g
塩分	0.0g
脂質	3.5g
食物繊維	0.4g

いもけんぴ

186kcal 糖質**27.5**g

40g

たんぱく質	0.6g
塩分	0.0g
脂質	8.2g
食物繊維	1.0g

卵ボーロ

98kcal 糖質**22.7**g

25g

たんぱく質	0.6g
塩分	0.0g
脂質	0.5g
食物繊維	0.0g

ラスク

74kcal 糖質**15.3**g

1枚=20g

たんぱく質	1.4g
塩分	0.2g
脂質	0.5g
食物繊維	0.4g

小魚アーモンド

106kcal 糖質**4.0**g

20g

たんぱく質	6.6g
塩分	0.2g
脂質	6.6g
食物繊維	1.1g

おやつ・デザート

市販のお菓子

ミルクチョコレート

276kcal 糖質 **25.9**g

1枚=50g

たんぱく質	3.5g
塩分	0.1g
脂質	17.1g
食物繊維	2.0g

ホワイトチョコレート

294kcal 糖質 **25.2**g

1枚=50g

たんぱく質	3.6g
塩分	0.1g
脂質	19.8g
食物繊維	0.3g

アーモンドチョコレート

197kcal 糖質 **13.1**g

35g

たんぱく質	4.0g
塩分	0.0g
脂質	14.1g
食物繊維	2.1g

チョコレートビスケット

171kcal 糖質 **21.4**g

3枚=35g

たんぱく質	2.5g
塩分	0.1g
脂質	8.5g
食物繊維	1.1g

スティックチョコレートビスケット

72kcal 糖質 **9.6**g

15g

たんぱく質	1.5g
塩分	0.2g
脂質	3.0g
食物繊維	0.5g

シュガーレスチョコレート

96kcal 糖質 **8.0**g

2本=20g

たんぱく質	1.6g
塩分	0.0g
脂質	8.0g
食物繊維	2.0g

チョコレート（カカオ70%）

84kcal 糖質 **5.4**g

3枚=15g

たんぱく質	1.2g
塩分	0.0g
脂質	6.0g
食物繊維	1.5g

チョコパイ

167kcal 糖質 **15.7**g

1個=32g

たんぱく質	1.9g
塩分	0.1g
脂質	10.6g
食物繊維	0.6g

クリームサンドクラッカー（小麦胚芽入り）

108kcal 糖質 **13.9**g

20g

たんぱく質	1.2g
塩分	0.1g
脂質	4.9g
食物繊維	0.7g

マシュマロ

65kcal 糖質 **15.9**g

20g

たんぱく質	0.4g
塩分	0.0g
脂質	0.0g
食物繊維	0.0g

キャラメル

64kcal 糖質 **11.7**g

3粒=15g

たんぱく質	0.6g
塩分	0.0g
脂質	1.8g
食物繊維	0.0g

バタースカッチ

62kcal 糖質 **13.7**g

3粒=15g

たんぱく質	0.0g
塩分	0.1g
脂質	1.0g
食物繊維	0.0g

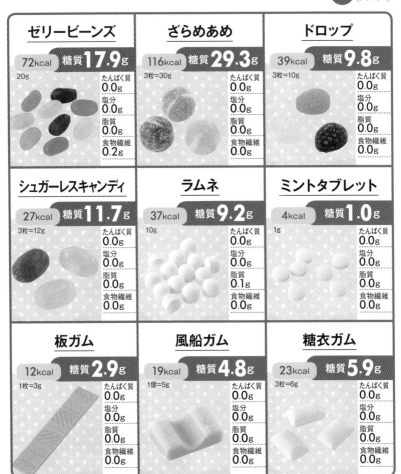

ゼリービーンズ

72kcal 糖質**17.9**g

20g

たんぱく質	0.0g
塩分	0.0g
脂質	0.0g
食物繊維	0.2g

ざらめあめ

116kcal 糖質**29.3**g

3粒=30g

たんぱく質	0.0g
塩分	0.0g
脂質	0.0g
食物繊維	0.0g

ドロップ

39kcal 糖質**9.8**g

3粒=10g

たんぱく質	0.0g
塩分	0.0g
脂質	0.0g
食物繊維	0.0g

シュガーレスキャンディ

27kcal 糖質**11.7**g

3粒=12g

たんぱく質	0.0g
塩分	0.0g
脂質	0.0g
食物繊維	0.0g

ラムネ

37kcal 糖質**9.2**g

10g

たんぱく質	0.0g
塩分	0.0g
脂質	0.1g
食物繊維	0.0g

ミントタブレット

4kcal 糖質**1.0**g

1g

たんぱく質	0.0g
塩分	0.0g
脂質	0.0g
食物繊維	0.0g

板ガム

12kcal 糖質**2.9**g

1枚=3g

たんぱく質	0.0g
塩分	0.0g
脂質	0.0g
食物繊維	0.0g

風船ガム

19kcal 糖質**4.8**g

1個=5g

たんぱく質	0.0g
塩分	0.0g
脂質	0.0g
食物繊維	0.0g

糖衣ガム

23kcal 糖質**5.9**g

3粒=6g

たんぱく質	0.0g
塩分	0.0g
脂質	0.0g
食物繊維	0.0g

おやつ・デザート

市販のお菓子

COLUMN

おやつを食べるならやっぱり3時

　人間の体は、**昼から午後4時頃**に、脂肪を貯め込む「**BMAL1（ビーマルワン）**」というたんぱく質が、1日の中で**もっとも少なくなる**といわれており、おやつを食べるならこの時間帯がベスト。また、この時間におやつを食べることで、夕飯の食べすぎを防ぐ効果もあります。

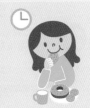

COLUMN

おやつの食べ方

　間食は、三度の食事で摂れなかった栄養素を補給することが理想です。また、甘いものが食べられないことがストレスになるようであれば、糖質のめやす量の範囲内で、お菓子を食べてもOKです。糖質は、脳の唯一のエネルギー源です。あまり過剰な制限をすると、仕事や勉強の効率が落ちることがあるので、おやつは上手に取り入れましょう。

おすすめおやつ

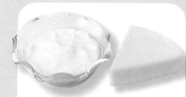

ヨーグルト・チーズ

 補える栄養素　たんぱく質、カルシウムなど

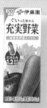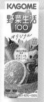

野菜ジュース★

 補える栄養素　ビタミン、食物繊維など

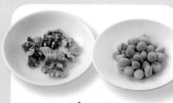

ナッツ

 補える栄養素　ミネラル、食物繊維など

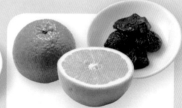

果物・ドライフルーツ★

 補える栄養素　ビタミン、ミネラル、食物繊維など

★は糖質が高いですが、夕方頃までに適量をとるならおすすめ。

ひと目でわかる
低糖質料理
ドリンク

※1杯分あたり

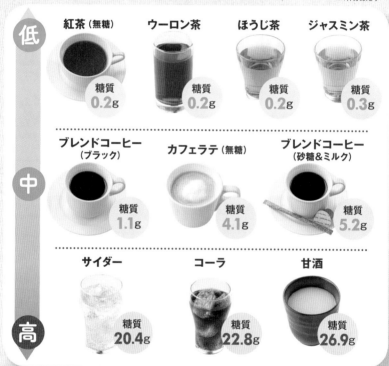

低

紅茶（無糖）
糖質 **0.2**g

ウーロン茶
糖質 **0.2**g

ほうじ茶
糖質 **0.2**g

ジャスミン茶
糖質 **0.3**g

中

ブレンドコーヒー（ブラック）
糖質 **1.1**g

カフェラテ（無糖）
糖質 **4.1**g

ブレンドコーヒー（砂糖＆ミルク）
糖質 **5.2**g

サイダー
糖質 **20.4**g

コーラ
糖質 **22.8**g

甘酒
糖質 **26.9**g

高

選ぶポイント

コーラやサイダー、スポーツ飲料などの清涼飲料水などは高糖質です。これらは糖質が高いだけでなく、吸収の早い単糖類のため、飲むと、血糖値を急激に押し上げてしまいます。飲みものは、基本的には水や無糖のコーヒー、お茶にしましょう。

ソフトドリンク

清涼飲料水に含まれる糖質は、角砂糖5〜7個分。できるだけ無糖のものを選びましょう。

ブレンドコーヒー（ブラック）

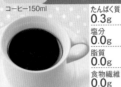

6kcal　糖質 1.1g

コーヒー150ml

たんぱく質	0.3g
塩分	0.0g
脂質	0.0g
食物繊維	0.0g

ブレンドコーヒー（＋砂糖）

22kcal　糖質 5.1g

コーヒー150ml　砂糖4g

たんぱく質	0.3g
塩分	0.0g
脂質	0.0g
食物繊維	0.0g

ブレンドコーヒー（＋砂糖＆ミルク）

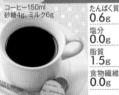

36kcal　糖質 5.2g

コーヒー150ml
砂糖4g、ミルク6g

たんぱく質	0.6g
塩分	0.0g
脂質	1.5g
食物繊維	0.0g

カフェラテ（無糖）

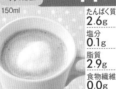

49kcal　糖質 4.1g

150ml

たんぱく質	2.6g
塩分	0.1g
脂質	2.9g
食物繊維	0.0g

カプチーノ（無糖）

106kcal　糖質 10.0g

150ml

たんぱく質	5.7g
塩分	0.2g
脂質	5.7g
食物繊維	0.0g

豆乳ラテ（無糖）

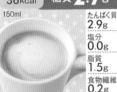

36kcal　糖質 2.7g

150ml

たんぱく質	2.9g
塩分	0.0g
脂質	1.5g
食物繊維	0.2g

抹茶ラテ（加糖）

112kcal　糖質 11.7g

150ml

たんぱく質	5.5g
塩分	0.1g
脂質	5.5g
食物繊維	1.2g

アイスコーヒー（＋ガムシロップ＆ミルク）

57kcal　糖質 10.3g

コーヒー200ml
シロップ13g
ミルク6g

たんぱく質	0.7g
塩分	0.0g
脂質	1.5g
食物繊維	0.0g

缶コーヒー（加糖）

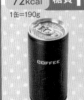

72kcal　糖質 15.6g

1缶＝190g

たんぱく質	1.3g
塩分	0.2g
脂質	0.6g
食物繊維	0.0g

コーヒー牛乳

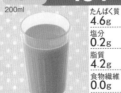

118kcal　糖質 15.1g

200ml

たんぱく質	4.6g
塩分	0.2g
脂質	4.2g
食物繊維	0.0g

紅茶（無糖）

2kcal　糖質 0.2g

紅茶150ml

たんぱく質	0.2g
塩分	0.0g
脂質	0.0g
食物繊維	0.0g

紅茶（＋砂糖）

17kcal 糖質 **4.2**g

紅茶150ml 砂糖4g

たんぱく質 0.2g
塩分 0.0g
脂質 0.0g
食物繊維 0.0g

ミルクティー（無糖）

11kcal 糖質 **0.9**g

150ml

たんぱく質 0.6g
塩分 0.0g
脂質 0.6g
食物繊維 0.0g

ミルクティー（＋砂糖）

26kcal 糖質 **4.9**g

ミルクティー150ml 砂糖4g

たんぱく質 0.6g
塩分 0.0g
脂質 0.6g
食物繊維 0.0g

レモンティー（無糖）

2kcal 糖質 **0.4**g

150ml

たんぱく質 0.2g
塩分 0.0g
脂質 0.0g
食物繊維 0.0g

レモンティー（＋砂糖）

18kcal 糖質 **4.4**g

レモンティー150ml 砂糖4g

たんぱく質 0.2g
塩分 0.0g
脂質 0.0g
食物繊維 0.0g

アイスティー（＋ガムシロップ＆ミルク）

46kcal 糖質 **9.1**g

紅茶200ml シロップ13g、 ミルク4g

たんぱく質 0.4g
塩分 0.0g
脂質 1.0g
食物繊維 0.0g

緑茶

3kcal 糖質 **0.3**g

150ml

たんぱく質 0.3g
塩分 0.0g
脂質 0.0g
食物繊維 0.0g

麦茶

2kcal 糖質 **0.5**g

150ml

たんぱく質 0.0g
塩分 0.0g
脂質 0.0g
食物繊維 0.0g

ウーロン茶

0kcal 糖質 **0.2**g

150ml

たんぱく質 0.0g
塩分 0.0g
脂質 0.0g
食物繊維 0.0g

玄米茶

0kcal 糖質 **0.0**g

150ml

たんぱく質 0.0g
塩分 0.0g
脂質 0.0g
食物繊維 0.0g

ほうじ茶

0kcal 糖質 **0.2**g

150ml

たんぱく質 0.0g
塩分 0.0g
脂質 0.0g
食物繊維 0.0g

ジャスミン茶

1kcal 糖質 **0.3**g

150ml

たんぱく質 0.0g
塩分 0.0g
脂質 0.0g
食物繊維 0.0g

ドリンク

ソフトドリンク

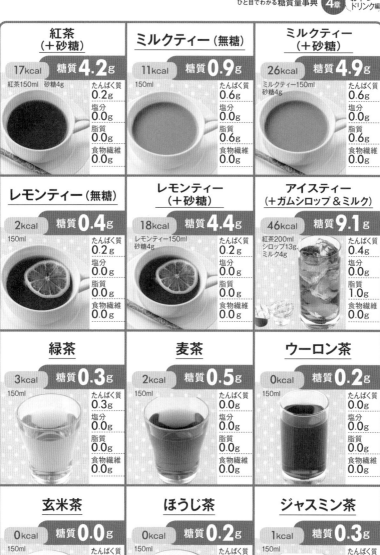

ホットココア

168kcal 糖質**16.9**g
150ml

たんぱく質 7.1g
塩分 0.1g
脂質 8.2g
食物繊維 3.6g

サイダー

82kcal 糖質**20.4**g
200ml

たんぱく質 0.0g
塩分 0.0g
脂質 0.0g
食物繊維 0.0g

コーラ

92kcal 糖質**22.8**g
200ml

たんぱく質 0.2g
塩分 0.0g
脂質 0.0g
食物繊維 0.0g

ジンジャーエール

72kcal 糖質**18.0**g
200ml

たんぱく質 0.0g
塩分 0.0g
脂質 0.0g
食物繊維 0.0g

スポーツドリンク

42kcal 糖質**10.2**g
200ml

たんぱく質 0.0g
塩分 0.2g
脂質 0.0g
食物繊維 0.0g

甘酒

114kcal 糖質**26.9**g
150ml

たんぱく質 2.6g
塩分 0.3g
脂質 0.2g
食物繊維 0.6g

Dole® オレンジ 100%

90kcal 糖質**20.7**g
1本=200ml

たんぱく質 1.3g
塩分 0.0-0.1g
脂質 0.2g
食物繊維 0.2g

Dole® アップル 100%

88kcal 糖質**21.7**g
1本=200ml

たんぱく質 0.2g
塩分 0.0-0.1g
脂質 0.0g
食物繊維 0.0g

Dole® グレープフルーツミックス 100%

79kcal 糖質**19.2**g
1本=200ml

たんぱく質 0.4g
塩分 0.0-0.2g
脂質 0.0g
食物繊維 0.2g

Dole® グレープ 100%

100kcal 糖質**24.4**g
1本=200ml

たんぱく質 0.4g
塩分 0.0-0.1g
脂質 0.0g
食物繊維 0.2g

Dole® パイナップル 100%

94kcal 糖質**22.6**g
1本=200ml

たんぱく質 0.8g
塩分 0.0-0.1g
脂質 0.0g
食物繊維 0.0g

Dole® ピーチミックス 100%

90kcal 糖質**21.9**g
1本=200ml

たんぱく質 0.4g
塩分 0.0-0.1g
脂質 0.0g
食物繊維 0.2g

ドリンク

ソフトドリンク

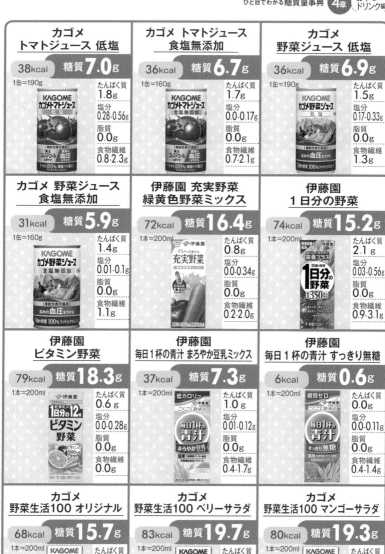

カゴメ トマトジュース 低塩

38kcal　糖質7.0g

1缶=190g

たんぱく質 **1.8g**
塩分 **0.28-0.56g**
脂質 **0.0g**
食物繊維 **0.8-2.3g**

カゴメ トマトジュース 食塩無添加

36kcal　糖質6.7g

1缶=160g

たんぱく質 **1.7g**
塩分 **0.0-0.17g**
脂質 **0.0g**
食物繊維 **0.7-2.1g**

カゴメ 野菜ジュース 低塩

36kcal　糖質6.9g

1缶=190g

たんぱく質 **1.5g**
塩分 **0.17-0.33g**
脂質 **0.0g**
食物繊維 **1.3g**

カゴメ 野菜ジュース 食塩無添加

31kcal　糖質5.9g

1缶=160g

たんぱく質 **1.4g**
塩分 **0.01-0.1g**
脂質 **0.0g**
食物繊維 **1.1g**

伊藤園 充実野菜 緑黄色野菜ミックス

72kcal　糖質16.4g

1本=200ml

たんぱく質 **0.8g**
塩分 **0.0-0.34g**
脂質 **0.0g**
食物繊維 **0.2-2.0g**

伊藤園 1日分の野菜

74kcal　糖質15.2g

1本=200ml

たんぱく質 **2.1g**
塩分 **0.03-0.56g**
脂質 **0.0g**
食物繊維 **0.9-3.1g**

伊藤園 ビタミン野菜

79kcal　糖質18.3g

1本=200ml

たんぱく質 **0.6g**
塩分 **0.0-0.28g**
脂質 **0.0g**
食物繊維 **0.0g**

伊藤園 毎日1杯の青汁 まろやか豆乳ミックス

37kcal　糖質7.3g

1本=200ml

たんぱく質 **1.0g**
塩分 **0.01-0.12g**
脂質 **0.0g**
食物繊維 **0.4-1.7g**

伊藤園 毎日1杯の青汁 すっきり無糖

6kcal　糖質0.6g

1本=200ml

たんぱく質 **0.0g**
塩分 **0.0-0.11g**
脂質 **0.0g**
食物繊維 **0.4-1.4g**

カゴメ 野菜生活100 オリジナル

68kcal　糖質15.7g

1本=200ml

たんぱく質 **0.8g**
塩分 **0.0-0.3g**
脂質 **0.0g**
食物繊維 **0.3-2.0g**

カゴメ 野菜生活100 ベリーサラダ

83kcal　糖質19.7g

1本=200ml

たんぱく質 **0.7g**
塩分 **0.0-0.4g**
脂質 **0.0g**
食物繊維 **0.0-1.5g**

カゴメ 野菜生活100 マンゴーサラダ

80kcal　糖質19.3g

1本=200ml

たんぱく質 **0.5g**
塩分 **0.01-0.3g**
脂質 **0.0g**
食物繊維 **0.0-0.9g**

ドリンク

ソフトドリンク

アルコールとのつき合い方

（1杯分あたり）

お酒の種類に注意

お酒は、「**蒸留酒**」と「**醸造酒**」に大きく分けることができます。

焼酎やウイスキー、ブランデーなど、**蒸留酒**と呼ばれているお酒は、糖質が**低く**、ビールや発泡酒、日本酒、ワインなど、**醸造酒**と呼ばれるものは、比較的**高め**。焼酎の水割りやウーロンハイは低糖質です。ただし、アルコールは1g=7kcalと高カロリーなので、飲みすぎには注意しましょう。

蒸留酒

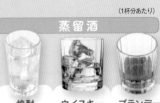

焼酎
糖質 **0.0**g

ウイスキー
糖質 **0.0**g

ブランデー
糖質 **0.0**g

醸造酒

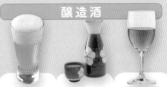

生ビール(グラス)
糖質 **6.2**g

日本酒 (清酒)
糖質 **8.8**g

ロゼワイン
糖質 **4.0**g

カクテルは要注意

蒸留酒ベースだからといって、甘いジュースやシロップで割ったカクテルは控えめにし、ノンシュガーの炭酸水や、お茶で割ったものを飲むようにしましょう。蒸留酒 (ホワイトリカーなど)で漬け込んだ果実酒も、砂糖がたくさん使われており、糖質は高めです。

糖質
高

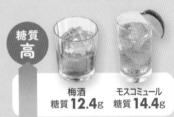

梅酒
糖質 **12.4**g

モスコミュール
糖質 **14.4**g

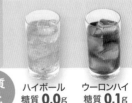

ハイボール
糖質 **0.0**g

ウーロンハイ
糖質 **0.1**g

糖質
低

ドリンク

アルコール

糖質の少ない蒸留酒や、糖質オフの商品を上手に選びながら楽しみましょう。

生ビール（中ジョッキ）

195kcal 糖質**15.5**g

500ml

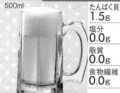

たんぱく質 1.5g
塩分 0.0g
脂質 0.0g
食物繊維 0.0g

生ビール（グラス）

78kcal 糖質**6.2**g

200ml

たんぱく質 0.6g
塩分 0.0g
脂質 0.0g
食物繊維 0.0g

黒ビール（グラス）

90kcal 糖質**6.8**g

200ml

たんぱく質 0.8g
塩分 0.0g
脂質 0.0g
食物繊維 0.4g

キリンビール キリン一番搾り生ビール

40kcal 糖質**2.6**g

100ml

写真は 350ml＝ 糖質9.1g

たんぱく質 0.4g
塩分 0.0g
脂質 0.0g
食物繊維 0.0-0.2g

キリンビール キリンラガービール

41kcal 糖質**3.0**g

100ml

写真は 350ml＝ 糖質10.5g

たんぱく質 0.3g
塩分 0.0g
脂質 0.0g
食物繊維 0.0-0.2g

サッポロビール サッポロ生ビール黒ラベル

40kcal 糖質**2.9**g

100ml

写真は 350ml＝ 糖質10.2g

たんぱく質 0.3g
塩分 0.0g
脂質 0.0g
食物繊維 0.0-0.1g

アサヒビール アサヒ スーパードライ

42kcal 糖質**3.0**g

100ml

写真は 350ml＝ 糖質10.5g

たんぱく質 0.2-0.4g
塩分 0.0-0.02g
脂質 0.0g
食物繊維 0.0-0.2g

ヱビスビール

42kcal 糖質**3.0**g

100ml

写真は 350ml＝ 糖質10.5g

たんぱく質 0.5g
塩分 0.0g
脂質 0.0g
食物繊維 0.0-0.2g

サントリー ザ・プレミアム・モルツ

47kcal 糖質**3.6**g

100ml

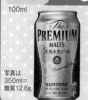

写真は 350ml＝ 糖質12.6g

たんぱく質 0.4-0.6g
塩分 0.0-0.02g
脂質 0.0g
食物繊維 0.0-0.2g

サントリー 金麦

43kcal 糖質**3.2**g

100ml

写真は 350ml＝ 糖質11.2g

たんぱく質 0.1-0.3g
塩分 0.0-0.02g
脂質 0.0g
食物繊維 0.0-0.1g

キリンビール キリン一番搾り 糖質ゼロ

23kcal 糖質**0.0**g

100ml

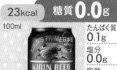

写真は 350ml＝ 糖質0.0g

たんぱく質 0.1g
塩分 0.0g
脂質 0.0g
食物繊維 0.0-0.4g

ドリンク

アルコール

159

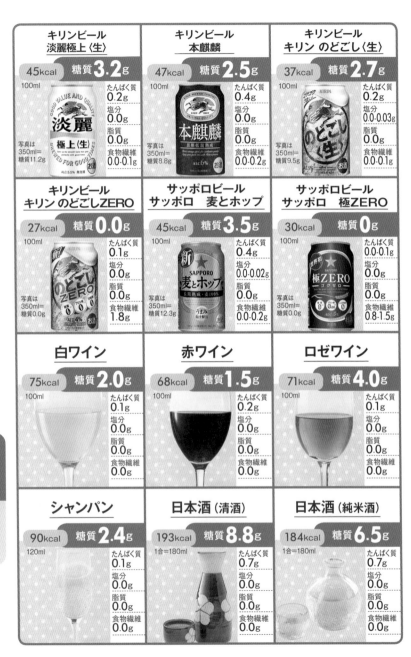

キリンビール 淡麗極上〈生〉

45kcal　糖質**3.2**g

100ml

たんぱく質 **0.2**g
塩分 **0.0**g
脂質 **0.0**g
食物繊維 **0.0-0.1**g

写真は 350ml= 糖質11.2g

キリンビール 本麒麟

47kcal　糖質**2.5**g

100ml

たんぱく質 **0.4**g
塩分 **0.0**g
脂質 **0.0**g
食物繊維 **0.0-0.2**g

写真は 350ml= 糖質8.8g

キリンビール キリン のどごし〈生〉

37kcal　糖質**2.7**g

100ml

たんぱく質 **0.2**g
塩分 **0.0-0.03**g
脂質 **0.0**g
食物繊維 **0.0-0.1**g

写真は 350ml= 糖質9.5g

キリンビール キリン のどごしZERO

27kcal　糖質**0.0**g

100ml

たんぱく質 **0.1**g
塩分 **0.0**g
脂質 **0.0**g
食物繊維 **1.8**g

写真は 350ml= 糖質0.0g

サッポロビール サッポロ 麦とホップ

45kcal　糖質**3.5**g

100ml

たんぱく質 **0.4**g
塩分 **0.0-0.02**g
脂質 **0.0**g
食物繊維 **0.0-0.2**g

写真は 350ml= 糖質12.3g

サッポロビール サッポロ 極ZERO

30kcal　糖質**0**g

100ml

たんぱく質 **0.0-0.1**g
塩分 **0.0**g
脂質 **0.0**g
食物繊維 **0.8-1.5**g

写真は 350ml= 糖質0.0g

白ワイン

75kcal　糖質**2.0**g

100ml

たんぱく質 **0.1**g
塩分 **0.0**g
脂質 **0.0**g
食物繊維 **0.0**g

赤ワイン

68kcal　糖質**1.5**g

100ml

たんぱく質 **0.2**g
塩分 **0.0**g
脂質 **0.0**g
食物繊維 **0.0**g

ロゼワイン

71kcal　糖質**4.0**g

100ml

たんぱく質 **0.1**g
塩分 **0.0**g
脂質 **0.0**g
食物繊維 **0.0**g

シャンパン

90kcal　糖質**2.4**g

120ml

たんぱく質 **0.1**g
塩分 **0.0**g
脂質 **0.0**g
食物繊維 **0.0**g

日本酒（清酒）

193kcal　糖質**8.8**g

1合=180ml

たんぱく質 **0.7**g
塩分 **0.0**g
脂質 **0.0**g
食物繊維 **0.0**g

日本酒（純米酒）

184kcal　糖質**6.5**g

1合=180ml

たんぱく質 **0.7**g
塩分 **0.0**g
脂質 **0.0**g
食物繊維 **0.0**g

ドリンク

アルコール

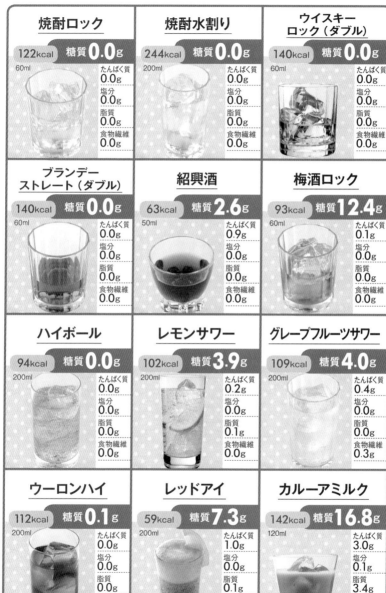

焼酎ロック

122kcal 糖質 **0.0**g

60ml
たんぱく質 0.0g
塩分 0.0g
脂質 0.0g
食物繊維 0.0g

焼酎水割り

244kcal 糖質 **0.0**g

200ml
たんぱく質 0.0g
塩分 0.0g
脂質 0.0g
食物繊維 0.0g

ウイスキー ロック（ダブル）

140kcal 糖質 **0.0**g

60ml
たんぱく質 0.0g
塩分 0.0g
脂質 0.0g
食物繊維 0.0g

ブランデー ストレート（ダブル）

140kcal 糖質 **0.0**g

60ml
たんぱく質 0.0g
塩分 0.0g
脂質 0.0g
食物繊維 0.0g

紹興酒

63kcal 糖質 **2.6**g

50ml
たんぱく質 0.9g
塩分 0.0g
脂質 0.0g
食物繊維 0.0g

梅酒ロック

93kcal 糖質 **12.4**g

60ml
たんぱく質 0.1g
塩分 0.0g
脂質 0.0g
食物繊維 0.0g

ハイボール

94kcal 糖質 **0.0**g

200ml
たんぱく質 0.0g
塩分 0.0g
脂質 0.0g
食物繊維 0.0g

レモンサワー

102kcal 糖質 **3.9**g

200ml
たんぱく質 0.2g
塩分 0.0g
脂質 0.1g
食物繊維 0.0g

グレープフルーツサワー

109kcal 糖質 **4.0**g

200ml
たんぱく質 0.4g
塩分 0.0g
脂質 0.0g
食物繊維 0.3g

ウーロンハイ

112kcal 糖質 **0.1**g

200ml
たんぱく質 0.0g
塩分 0.0g
脂質 0.0g
食物繊維 0.0g

レッドアイ

59kcal 糖質 **7.3**g

200ml
たんぱく質 1.0g
塩分 0.0g
脂質 0.1g
食物繊維 0.7g

カルーアミルク

142kcal 糖質 **16.8**g

120ml
たんぱく質 3.0g
塩分 0.1g
脂質 3.4g
食物繊維 0.9g

ドリンク

アルコール

161

カシスソーダ

147kcal 糖質 **24.5**g

200ml

たんぱく質 **0.0**g
塩分 **0.0**g
脂質 **0.0**g
食物繊維 **0.0**g

ジントニック

197kcal 糖質 **14.2**g

200ml

たんぱく質 **0.0**g
塩分 **0.0**g
脂質 **0.0**g
食物繊維 **0.0**g

モスコミュール

164kcal 糖質 **14.4**g

200ml

たんぱく質 **0.1**g
塩分 **0.0**g
脂質 **0.0**g
食物繊維 **0.0**g

キリンビール
キリン 氷結®
シチリア産レモン

45kcal 糖質 **3.9**g

100ml

たんぱく質 **0.0**g
塩分 **0.04-0.09**g
脂質 **0.0**g
食物繊維 **0.0-0.2**g

写真は
350ml=
糖質13.7g

キリンビール
キリン 氷結®
グレープフルーツ

47kcal 糖質 **4.5**g

100ml

たんぱく質 **0.0**g
塩分 **0.03-0.07**g
脂質 **0.0**g
食物繊維 **0.0-0.2**g

写真は
350ml=
糖質15.8g

キリンビール
キリン カラダFREE
（カラダフリー）

0kcal 糖質 **1.7**g

350ml

たんぱく質 **0.4**g
塩分 **0.0-0.1**g
脂質 **0.0**g
食物繊維 **5.3**g

キリンビール
パーフェクトフリー

0kcal 糖質 **0.0**g

350ml

たんぱく質 **0.0-0.7**g
塩分 **0.0-0.1**g
脂質 **0.0**g
食物繊維 **5.6**g

アサヒビール
アサヒ スタイルフリー

24kcal 糖質 **0.0**g

100ml

たんぱく質 **0.0**g
塩分 **0.0-0.03**g
脂質 **0.0**g
食物繊維 **0.1-0.7**g

写真は
350ml=
糖質0.0g

アサヒビール
クリア アサヒ

42kcal 糖質 **2.9**g

100ml

たんぱく質 **0.1-0.5**g
塩分 **0.0-0.02**g
脂質 **0.0**g
食物繊維 **0.0-0.1**g

写真は
350ml=
糖質10.2g

サントリー
オールフリー

0kcal 糖質 **0.0**g

100ml

たんぱく質 **0.0**g
塩分 **0.0-0.02**g
脂質 **0.0**g
食物繊維 **0.0-0.1**g

写真は
350ml=
糖質0.0g

サッポロビール
サッポロチューハイ
99.99クリアレモン

60kcal 糖質 **2.4**g

100ml

たんぱく質 **0.0**g
塩分 **0.06**g
脂質 **0.0**g
食物繊維 **0.0-0.1**g

写真は
350ml=
糖質8.4g

サッポロビール
サッポロうまみ搾り

7kcal 糖質 **1.6**g

100ml

たんぱく質 **0.0**g
塩分 **0.0-0.03**g
脂質 **0.0**g
食物繊維 **0.5**g

写真は
350ml=
糖質19.6g

ドリンク

アルコール

おいしいのに
糖質控えめ！

糖質オフ
レシピ

普段食べている料理は、食材を少し変えるなど、
ちょっとした工夫で糖質量を抑えることができます。
ここでは、糖質控えめの主食や主菜、
血糖値の急上昇を防ぐ副菜、
ＧＩ値が低めのデザートレシピを紹介します。

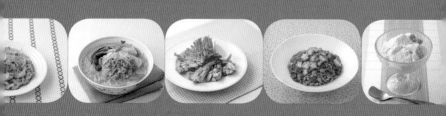

糖質オフ調理のコツ

■ 糖質低めの食材で代用を

糖質たっぷりのごはんや麺が食べたくなったら、「もどき料理」で脳をだますのもひとつの手。ごはんや麺類、パンなどの代わりに、低糖質のこんにゃく、おからや低 GI の春雨、大根などを上手に使いましょう。

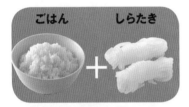

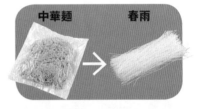

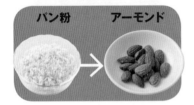

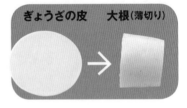

■ 調味料はしっかりはかる

みりんやテンメンジャンなどの調味料、とろみづけに使う小麦粉や片栗粉は、使う量は少なめでも、糖質は高めです。普段から、計量カップやスプーンで、正確にはかるクセをつけると、糖質を過剰に摂ることがなくなります。

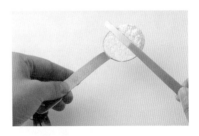

■ うまみや酸味、香りを生かす

だしなどうまみのある食材、しょうが、にんにく、ねぎなどの香味野菜、
酢やレモンなどの酸味、カレー粉やこしょうなどのスパイスを使うと、
薄味でもメリハリが出て、満足感が出ます。

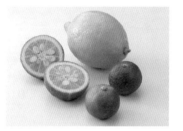
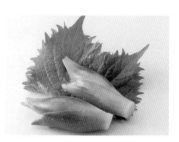

献立の立て方

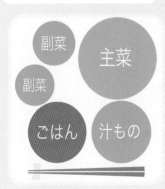

副菜　主菜
副菜
ごはん　汁もの

理想は一汁三菜

炭水化物であるごはんに汁もの、
肉、魚などのたんぱく質を中心と
した主菜、野菜の副菜を1～2
皿つけた献立が理想ですが、なか
なか難しいもの。野菜やきのこ類
の副菜は必ずつけて、p.10の食
べる順番を守るようにしましょう。

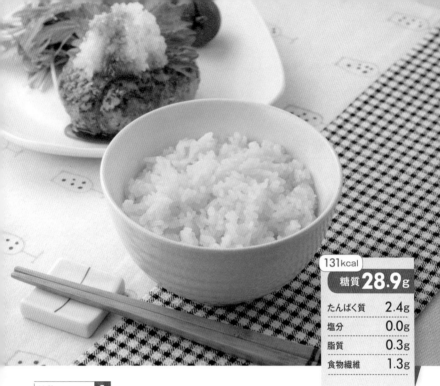

131kcal	
糖質	**28.9**g
たんぱく質	2.4g
塩分	0.0g
脂質	0.3g
食物繊維	1.3g

糖質オフレシピ **1**

臭みなし！　一番おいしい配合を紹介

しらたきごはん

材料(3～4人分)

米……1合
しらたき……150g
水……1合分

作り方 〔40分〕

1 米を研いで水けをきり、炊飯器の内がまに入れ、分量の水を加えて、30分以上おく。

2 しらたきは、たっぷりの熱湯でさっと下ゆでし、流水で洗って水けをきり、細かく刻む。

3 フライパンに**2**を入れ、強火で3分ほどからいりする。

4 **1**に**3**を加えて、炊飯器にセットし、通常通り炊飯する。

アドバイス

お茶碗1杯(150g)で、糖質を約24.5gカット。普通の白米ごはんと変わらないおいしさです。

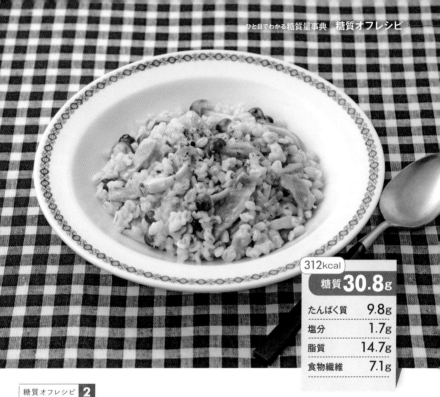

312kcal

糖質 **30.8**g

たんぱく質	9.8g
塩分	1.7g
脂質	14.7g
食物繊維	7.1g

糖質オフレシピ **2**

押し麦のプチプチ食感が楽しい

ベーコンときのこのリゾット

材料(2人分)

押し麦……80g
ベーコン……2枚
しめじ……1パック
玉ねぎ……¼個
にんにく……½片
バター……10g
白ワイン……大さじ2
A ┌ 水……350ml
　│ コンソメスープの素
　└ （顆粒）……小さじ1
塩、こしょう……各少々
粉チーズ……大さじ2
パセリ（みじん切り）……適量

作り方　　　　　　　　　　（40分）

1 玉ねぎ、にんにくはみじん切りに、ベーコンは短冊切りに、しめじは石づきを落としてほぐす。

2 フライパンにバターを熱し、1を入れて、中火で炒める。

3 玉ねぎが透き通ってきたら、押し麦を加えて炒め、白ワインを加えて、さらに炒める。

4 合わせたAを加えてふたをし、沸騰したら弱火にして、ときどき混ぜながら10分ほど煮る。

5 ふたを取り、粉チーズを加えて、水分を飛ばすように煮詰め、塩、こしょうで味を調える。器に盛り、パセリをふる。

アドバイス

食物繊維量は、p.66のチーズリゾットと比べて約10倍! 血糖値の急上昇を防ぐヘルシーレシピです。

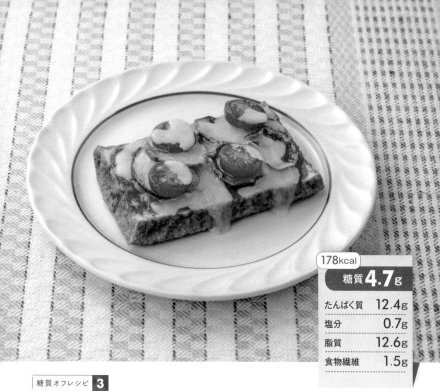

178kcal

糖質 4.7g

たんぱく質	12.4g
塩分	0.7g
脂質	12.6g
食物繊維	1.5g

ボリュームたっぷりの厚揚げで満足度◎

厚揚げピザトースト

材料(2人分)

厚揚げ……1枚
玉ねぎ……¼個
ピーマン……1個
プチトマト……4個
ピザ用ソース……大さじ2
ミックスチーズ……40g

作り方 〔15分〕

1 厚揚げは熱湯をかけて油抜きをし、ペーパータオルで押さえ、水けをふき取る。

2 玉ねぎは薄切りに、ピーマンは輪切りに、プチトマトは横半分に切る。

3 1を半分の厚さに切り、切り口にピザ用ソースを塗って、2、ミックスチーズをのせる。

4 3をアルミホイルにのせて、オーブントースターでこんがりと焼き色がつくまで焼く。

アドバイス

食パンは1枚で糖質25.3g。厚揚げなら同じ量で糖質は0.1g。パンに負けないおいしさと食べごたえです。

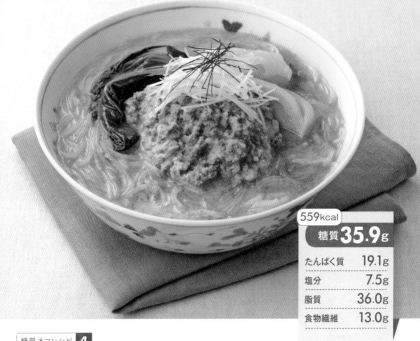

559kcal

糖質 35.9g

たんぱく質	19.1g
塩分	7.5g
脂質	36.0g
食物繊維	13.0g

糖質オフレシピ **4**

春雨とおからで糖質オフ
春雨のおから担々麺風

材料(2人分)

緑豆春雨(乾)……60g
豚ひき肉……60g
おから……100g
しょうが、にんにく
　(みじん切り)……各1片分
A ┌ 水……800ml
　└ 鶏がらスープの素(顆粒)
　　……大さじ1
B ┌ 白練りごま……大さじ4
　│ しょうゆ……大さじ2
　│ みそ……大さじ1
　│ 豆板醤……大さじ½
　└ 砂糖……小さじ1
チンゲン菜……1株
長ねぎ……10cm
ごま油……大さじ½
糸唐辛子……適量

作り方　　　30分

1 チンゲン菜は縦に4つ割りにして、さっと塩ゆでする。長ねぎは白髪ねぎにする。

2 フライパンにごま油、しょうが、にんにくを入れて、香りが出るまで弱火で炒める。

3 豚ひき肉を加えて、中火で色が変わるまで炒め、おから、Aを加え、煮立ったら火を止め、Bを溶き入れる。

4 春雨はたっぷりの湯で表示通りゆで、水けをきって器に盛る。3を注ぎ、チンゲン菜、白髪ねぎ、糸唐辛子をのせる。

アドバイス

普通の担々麺よりも、糖質を約35.5gカット。GI値の低い緑豆春雨で、血糖値の上昇をゆるやかに。

169

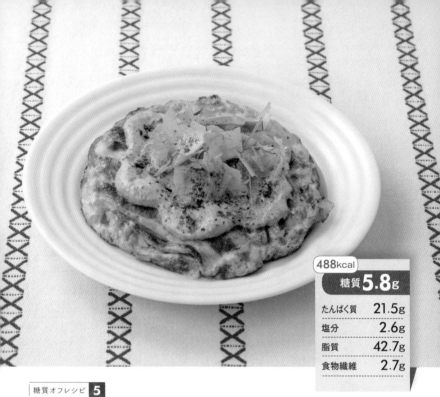

488kcal

糖質	**5.8**g

たんぱく質	21.5g
塩分	2.6g
脂質	42.7g
食物繊維	2.7g

糖質オフレシピ **5**

みそマヨソースでさらに糖質オフ

ふわふわ豆腐のお好み焼き風

材料(2人分)

絹ごし豆腐……½丁
豚バラ薄切り肉……100g
もやし……½袋
にら……½束

A
卵……2個
和風だしの素
　……小さじ2

B
マヨネーズ……大さじ2
白すりごま……大さじ1
みそ……小さじ2
酢……小さじ1
砂糖……小さじ½
豆板醤……少々

サラダ油……大さじ1
かつお節、青のり……各適量

作り方

[20分]

1 豚バラ薄切り肉は半分の長さに切り、にらはざく切りにする。

2 絹ごし豆腐はペーパータオルに包んで耐熱皿にのせ、電子レンジ(600w)で1分半加熱する。

3 2をボウルに入れて、ゴムベラでなめらかになるまで混ぜ、Aを加えてよく混ぜ、もやしとにらを加えて、さっくりと混ぜる。

4 フライパンに半量のサラダ油を熱し、3を半量流し入れ、半量の豚肉をのせて焼く。

5 焼き色がついたら裏返し、火が通ったら、器に盛る。もう一枚も同様に焼き、混ぜ合わせたBを塗り、かつお節、青のりを散らす。

アドバイス

豆腐と卵で作った、野菜たっぷりのお好み焼き。糖質の高いお好み焼きソースは、みそマヨソースで代用します。

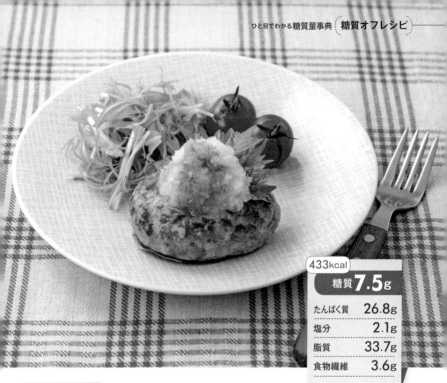

433kcal

糖質7.5g

たんぱく質	26.8g
塩分	2.1g
脂質	33.7g
食物繊維	3.6g

糖質オフレシピ **6**

つなぎのパン粉を麩で代用
和風ハンバーグ

材料(2人分)

合いびき肉……250g
玉ねぎ……¼個
焼き麩……3g
A ┌ 卵……1個
　│ 塩、こしょう……各少々
　└ 水……大さじ3
青じそ……2枚
大根おろし、ぽん酢しょうゆ
　……各適量
サラダ油……大さじ1
水菜、プチトマト……各適量

作り方　　　　　　　　　[30分]

1 玉ねぎはみじん切りにし、耐熱皿にのせて、ラップをかけずに、電子レンジ(600w)で1分加熱して冷ます。

2 ボウルに合いびき肉、すりおろした焼き麩、Aを加えてよくこね、1を加えて混ぜ合わせ、2等分にして、小判形に成形する。

3 フライパンにサラダ油を熱し、2を入れて中火で焼き、焼き色がついたら裏返し、ふたをして弱火で5分焼く。

4 ハンバーグの中央に竹串を刺して、透明な汁が出てきたら、器に盛り、青じそ、大根おろしをのせ、ざく切りにした水菜、プチトマトを添え、ぽん酢しょうゆをかける。

アドバイス
生パン粉を使うと、2人分15g(糖質6.7g)程度が必要ですが、麩はかさがあるため、3g(糖質1.6g)だけでふわふわに。

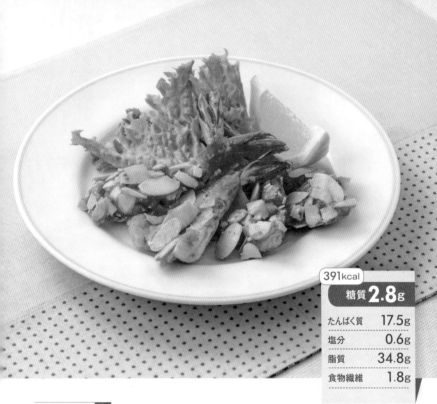

391kcal

糖質 2.8g

たんぱく質	17.5g
塩分	0.6g
脂質	34.8g
食物繊維	1.8g

糖質オフレシピ **7**

アーモンド衣が香ばしい
えびのアーモンドフライ

材料(2人分)
えび(殻つき)……8尾
塩、こしょう……各少々
卵白……1個
きな粉……適量
アーモンド……30g
揚げ油……適量
レモン(くし形切り)
　……適量
リーフレタス……適量

作り方　　　　[30分]

1 えびは尾を残して殻をむき、背わたを除いて腹を開き、塩、こしょうをふる。

2 1にきな粉をふり、卵白にくぐらせ、アーモンドを押しつけるようにしっかりとまぶす。

3 フライパンに揚げ油を1cmほど入れ、2を揚げ焼きにし、よく油をきって、器に盛る。リーフレタス、レモンを添える。

アドバイス

きな粉と卵白、アーモンドの衣で、普通のえびフライから糖質 約28.3gカット。白身魚や肉でも試してみて!

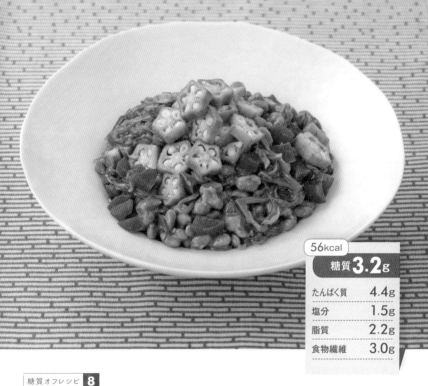

56kcal

糖質 **3.2**g

たんぱく質	4.4g
塩分	1.5g
脂質	2.2g
食物繊維	3.0g

糖質オフレシピ **8**

食物繊維がたっぷり摂れる

ねばねば爆弾あえ

材料(2人分)

納豆……1パック
めかぶ……1パック
オクラ……4本
カリカリ梅……大粒2個

作り方　　　　　　10分

1 オクラはさっと塩ゆでして、小口切りにする。カリカリ梅は種を取り除き、粗みじん切りにする。

2 納豆、めかぶは添付のたれを加えて、1とともにに混ぜ合わせる。

アドバイス

水溶性食物繊維と不溶性食物繊維がバランスよく摂れるレシピです。食事の最初に食べるのがおすすめ。

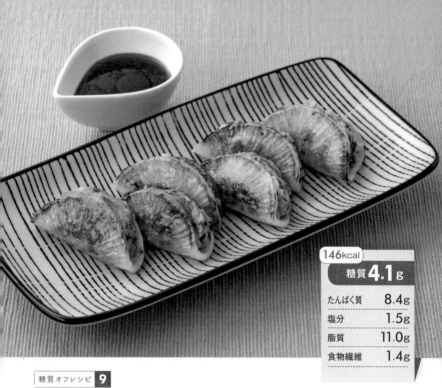

146kcal

糖質	**4.1g**

たんぱく質	8.4g
塩分	1.5g
脂質	11.0g
食物繊維	1.4g

糖質オフレシピ **9**

ぎょうざのタネを大根で包んで

大根ぎょうざ

材料(2人分)

大根(太いもの)……4㎝
豚ひき肉……80g
にら……¼束
キャベツ……1枚
長ねぎ(みじん切り)
　……8㎝
しょうが(みじん切り)
　……½片
A｜酒……小さじ1
　｜しょうゆ……小さじ½
　｜塩、こしょう……各少々
片栗粉……適量
サラダ油……大さじ½
酢、しょうゆ、ラー油
　……各適量

作り方

(30分)

1 大根は皮をむいて、3㎜の輪切りを12枚作り、塩(分量外)をふってしんなりさせる。

2 にら、キャベツは粗みじん切りにし、塩(分量外)をふって、しんなりしたら水けを絞る。

3 ボウルに豚ひき肉、Aを入れてよく練り混ぜ、2、長ねぎ、しょうがを加えてよく混ぜて、12等分にする。

4 1の水けをペーパータオルでよくふき、片面に茶こしで片栗粉を薄くふる。

5 4に3をのせて、半分に折りたたむ。

6 フライパンにサラダ油を熱して、5を並べて焼き、焼き色がついたら裏返してふたをして、弱火で4分ほど蒸し焼きにする

7 お好みで酢、しょうゆ、ラー油を添える。

アドバイス

ぎょうざの皮の代わりに大根を使って、糖質を控えめに。大根は塩をふって、しんなりさせるのがポイント。

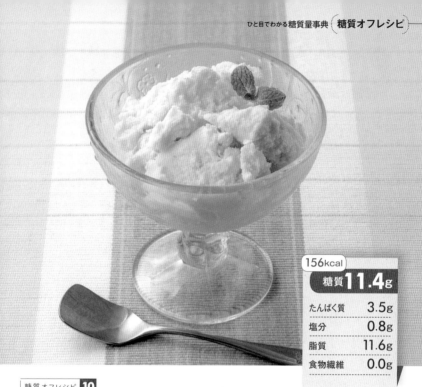

156kcal	
糖質11.4g	
たんぱく質	3.5g
塩分	0.8g
脂質	11.6g
食物繊維	0.0g

糖質オフレシピ **10**

クリーミーでさっぱりした味

メープルフローズンヨーグルト

材料(2人分)

A ┌ プレーンヨーグルト
　　……140g
　├ メープルシロップ……大さじ1
　└ 塩……ひとつまみ
生クリーム……大さじ3
ミント……適量

作り方　　　　　　　　10分

1 ボウルに生クリームを入れて、7分立て（ホイッパーを持ち上げたとき、すじが残るくらい）にし、Aを加えて混ぜ合わせる。

2 ジッパーつき保存袋に1を入れて平らにし、冷凍庫で10〜20分ほど冷やし固める。

3 冷凍庫から取り出してよくもみ、再び冷凍庫で冷やし固める。器に盛り、ミントを飾る。

アドバイス

血糖値が上がりにくいメープルシロップを使いました。シロップの代わりに人工甘味料を使うと、さらに糖質量ダウン。

代用食品ガイド

ごはん

ごはんをしっかり食べたい人は、こんにゃく生まれの米粒状加工食品や、大麦がブレンドされたお米で代用を。満腹感があるのに糖質量が抑えられるうえ、食物繊維が摂れるのもうれしい。

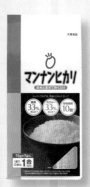

大塚食品
マンナンヒカリ　525g
＜スティックタイプ＞

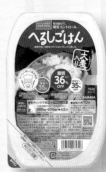

サラヤ
低GIへるしごはん
炊飯150g

麺

春雨やしらたきで代用してもよいですが、手軽に調理したいときには市販の糖質オフ麺がおすすめ。主にこんにゃく粉やおからパウダーが原料なので低糖質。水切りだけで食べられるものもあります。

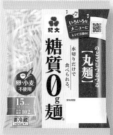

紀文
糖質0g麺
丸麺 180g

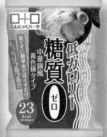

ヨコオデイリーフーズ
糖質ゼロ中華麺 180g

ごはん、麺、パンなどの炭水化物を減らすのが難しいという人は、
代用品をうまく取り入れて、少しずつセーブしていきましょう。
通信販売で購入できる商品もあります。

粉類

パウダー状にしたおか
らを使えば、パンケー
キやクッキー、フライ
の衣などに活躍。ふす
まパンミックスを使え
ば、焼きたてのパンが
自宅で楽しめます。ど
ちらも低糖質かつ食物
繊維がたっぷり。

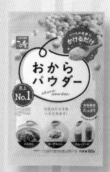

さとの雪食品
おからパウダー80g

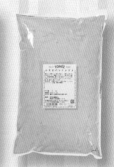

TOMIZ（富澤商店）
ふすまパンミックス1kg

甘味料

砂糖と同じ甘さで、カ
ロリーも糖質も抑えら
れる甘味料。甘いもの
がやめられない方は、
甘味料を使った手作
りおやつで、糖質オフ
を。煮ものや照り焼き
のたれなどにも活躍し
ます。

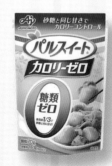

味の素
パルスイート カロリーゼロ
70g袋

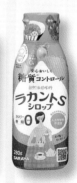

サラヤ
ラカントS 液状280g

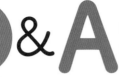

糖質制限 Q&A

糖質制限をする際に
気になる不安や悩み、
疑問点をまとめました。

Q1

ごはんやパンなどの主食は、
まったくとらなくていいですか?

A 主食に含まれる糖質は、活動のために使われるエネルギー源として、とても重要な栄養素です。糖質のエネルギーを肉や乳製品などで全て補おうとすると、その分脂質過多になったりと、体に負担がかかる可能性があります。また、主食をまったくとらない反動が出て、糖質制限期間が終わったあとに、食べすぎてしまうことも。

糖質制限食については、まだ議論されているところで、結論は出ていません。主食をまったくとらないのではなく、適量を上手にとるようにしましょう。

Q2

カロリーや脂質は、
いくら摂ってもいいですか?

A カロリーを摂りすぎると肥満の原因になりますが、糖質制限をしながらカロリーオーバーになることはあまりないので、カロリーについてはさほど心配することはありません。

脂肪の摂りすぎは、肥満を引き起こしたり、動脈硬化症や心臓病などの生活習慣病になることもあります。p.67の摂取量を参照し、自分の適正量を知ることが大切です。

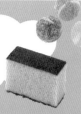

Q3

糖質制限をしているのに
あまり体重が減りません。

A　食べているものをすべてメモしましょう。「職場
でもらったおすそわけのお菓子」など、糖質の高い
ものを意外と口にしているかもしれません。
　きちんとメモしていても体重が減らなければ、p.7
を参考に、1日の糖質の割合を少し減らして（糖質
量 55%→ 50% にするなど）、様子をみてください。
ただし、糖質量が 100g 未満にならないように注意
してください。

Q4

ごはんや甘いものが
食べたくて仕方ありません。

A　白米の栄養はほとんどが糖質なので、食物
繊維やミネラルを含む玄米や、雑穀ごはん
にシフトするのが理想ですが、無理は禁物
です。夜だけごはんの量を減らすなど、ス
トレスのない範囲で抑えるとよいでしょう。
　また、甘いものを毎日食べていた方が、急に甘味を減らす
とストレスになるので、少しずつ減らしていきましょう。甘
みの割にカロリーが低く、血糖値も上がりにくい人工甘味料
を利用してもよいでしょう。

さくいん

食品名、料理名、商品名を五十音順に並べました。

監 修 **田中明**（たなかあきら）

女子栄養大学大学院教授／附属栄養クリニック所長。

医学博士、糖尿病専門医、糖尿病研修指導医、東京医科歯科大学医学部臨床教授。

　1976年に東京医科歯科大学医学部医学科卒業後、東京都立府中病院内科（糖尿病）医長、東京医科歯科大学第3内科講師などを経て、2007年より女子栄養大学大学院教授／附属栄養クリニック所長として活躍。

　監修に、『たべることがめちゃくちゃ楽しくなる! 栄養素キャラクター図鑑』（日本図書センター）『血管を強くする「水煮缶」健康生活』『女子栄養大学栄養クリニックのさば水煮缶健康レシピ』（アスコム）『更年期からのコレステロールを下げる毎日ごはん』（女子栄養大学出版部）などがある。

STAFF

デザイン●真野デザイン事務所
本文イラスト●森田宏子
料理制作●内山由香（食のスタジオ）、茂木亜希子、原山早織
　　　　　曽根小有里、足達芳恵
スタイリング●栗田美香
撮影●盛谷嘉主輔、中川朋和（ミノワスタジオ）
栄養計算●内山由香（食のスタジオ）
編集、校正●横江菜々子、矢川咲恵（食のスタジオ）
企画・編集●成美堂出版編集部（尾形和華）

ひと目でわかる 糖質量事典

監　修　田中　明（たなかあきら）

編　者　食のスタジオ（しょく）

発行者　深見公子

発行所　成美堂出版
　　　　〒162-8445　東京都新宿区新小川町1-7
　　　　電話(03)5206-8151　FAX(03)5206-8159

印　刷　共同印刷株式会社